Amigas da ioga

Amigas da ioga

RAIN MITCHELL

Rain Mitchell começou a praticar ioga ainda adolescente
e atualmente está trabalhando em seu segundo romance da série.
Sua posição predileta é a do cadáver.

TRADUÇÃO
Alice Klesck

lua de papel

Título original: *Tales from the Yoga Studio: A Novel*

Direção editorial: Pascoal Soto
Editor: Pedro Almeida
Produção editorial: Gabriela Ghetti
Tradução: Alice Klesck
Preparação de texto: Flávia Yacubian
Revisão: Leila dos Santos Silva
Diagramação: Moré Designer
Capa: Osmane Garcia Filho

Dados Internacionais de Catalogação na Publicação (CIP)
(Câmara Brasileira do Livro, SP, Brasil)

M681 Mitchel, Rain
Amigas da Ioga / Rain Mitchel; tradução: Alice Klesck.
– São Paulo : Lua de papel, 2011.

264 p.

Tradução de: Tales from the yoga studio

ISBN 978-85-63066-71-8

1. Ficção americana. 2. Literatura americana. 3. Ioga
– ficção. I. Título.

11-0126 CDD 813.5

TEXTO EDITORES LTDA.
(Uma editora do grupo Leya)
Rua Desembargador Paulo Passalácqua, 86
01248-010 – Pacaembu – São Paulo – SP
www.leya.com.br/luadepapel
Twitter: @luadepapel_BRA / @EditoraLeya

Para Denise Roy
— extraordinária editora e inspiradora —,
aqui eu lhe dedico todas as minhas posições de gratidão.

PRIMEIRA PARTE

É em momentos assim — quando ela já colocou a turma no ritmo e posicionou todos nos colchonetes, em estado coletivo de paz, contentamento e profundo relaxamento, quando seus corpos brilham com uma leve camada de suor, quando o sol da tarde bate na represa de Silver Lake, vista pela parede envidraçada que ela e Alan instalaram no lado sudeste do estúdio, quando tudo no mundo parece temporariamente certo — que Lee começa a desejar um cigarro.

— Inspirem soltando qualquer traço de tensão que ainda estiverem mantendo e soltem tudo pela boca — ela diz. — Soltem.

A vontade é apenas um fantasma do passado, que a visita de tempos em tempos por conta dos anos de estudos mal orientados e do excesso de estresse no Centro Médico da Universidade de Columbia. Época em que ela, assim como um quarto dos alunos, corria até a Rua 165 e abandonava uma palestra sobre enfisema, crescimento celular anormal ou doenças cardíacas para acender um cigarro e ficar encolhida na umidade cinzenta daquelas tardes nova-iorquinas.

— Mais uma inspirada longa, profunda e luxuriosa. Mais uma expirada completa.

E isso nem era o pior de seu comportamento. Ainda bem que aquele tempo de decoreba se foi para sempre, quando tentava provar algo à sua mãe impertinente, sempre com a sensação de ter pisado em falso e estar despencando rumo a um destino desconhecido. Sem ressentimentos, sem dúvidas.

Na noite em que Alan saiu de casa com suas coisas para morar no quarto de hóspedes de um amigo, sem qualquer aviso, explicando apenas que precisava de um pouco de espaço para "organizar a cabeça", ela deixou o estúdio em direção a sua casa, parou na loja de conveniências e comprou um maço de Marlboro Light, o que foi um pequeno alerta na tela do radar. Ela até gostaria de dar uma colher de chá a si mesma e dizer que não estava pensando direito naquela noite.

— *Om shanti*, Dama da Ioga — disse, ironicamente, o balconista da loja indiana, zombando da contradição.

— São para um amigo — ela mentiu e piorou ainda mais as coisas.

Ela só fumou dois e estava prestes a jogar o maço fora quando pensou no quanto os cigarros haviam encarecido nos últimos dez anos (quem diria?) e disse a si mesma que jogá-los fora seria um terrível desperdício de dinheiro. Ela trancou o maço no porta-luvas. Talvez o desse para algum mendigo. Só que isso é como distribuir doença, não? Nossa, que carma. Agora ela não sabia o que fazer com os cigarros, exceto deixá-los seguramente fora de alcance, até decidir sua melhor linha de conduta.

Há quanto tempo a turma está em posição de *savasana*?

Ela observa quinze tórax subindo e descendo, simultaneamente, sob a bela luz dourada do sol vespertino, ignora a ereção fora de hora de Brian — o "Ereto", como Katherine e alguns alunos o chamam, com suas calças brancas de lycra — e fecha os olhos. Se ela se propuser a isso, consegue alcançar um contato superior com a turma. Inspira profundamente e solta o ar, um lembrete de que mesmo se a vida subitamente se tornou mais complicada nas últimas semanas, mesmo se no momento — melhor encarar de vez — tudo esteja uma droga, ainda é melhor que aqueles dias sombrios de Nova York, de aluna fracassada de Medicina, de seus vinte e poucos anos. Antes de Alan, antes dos gêmeos, antes de Los Angeles. Antes da ioga.

Ela abre os olhos e vê que ultrapassou sete minutos do horário. É a quarta vez essa semana. Ou a quinta?

Ela traz a turma de volta e os faz sentar de pernas cruzadas. Então, com uma súbita sensação de ternura e afeto por eles que inevitavelmente a arrebata nesse momento da aula, ela diz:

— Levem essa sensação com vocês, para onde quer que forem. Essa calma está aí, para quando precisarem. Se algo totalmente inesperado surgir, não se deixem abalar. Vocês não podem controlar as outras pessoas em suas vidas. Mas podem controlar suas reações em relação a elas. Não podem prever que diabos elas subitamente podem fazer, do nada, sem qualquer alerta, justo quando vocês pensavam que estava tudo bem e perfeito, então... *Êpa*. Tenham uma ótima tarde, pessoal. Não saiam da linha. *Namastê*.

— Eu não disse que ela era a melhor professora de ioga de Los Angeles?

Essa é Stephanie, tagarelando em seu estilo exageradamente afetuoso para uma amiga que trouxe ao estúdio esta tarde. Stephanie não consegue evitar; o exagero impetuoso é o que a tornou bem-sucedida na produção de filmes. Ou pelo menos foi o que disse a Lee. Quando se trata da indústria cinematográfica, Lee aprendeu a filtrar seus superlativos, tirando 85% da maioria das alegações, dividindo por dois, e só acredita em alguma coisa depois de ver o filme.

A amiga de Stephanie, ainda deitada no chão, alongando a coluna como um gato, é uma jovem beldade de pernas longas, tônus muscular perfeito e sinais inconfundíveis de lesões passadas e presentes. Lee aprendeu a reconhecer esse tipo muito bem, observando seus alunos. Uma dançarina, sem dúvida.

— Você me deixa constrangida, Stephanie — diz Lee.

— Ah, dá um tempo — retruca Stephanie. — Você adora.

— Tem razão, adoro. Mas, pelo meu bem, dá pra ser um pouquinho mais sutil?

— Sutileza é pouco. Você é fantástica.

Lee empilha caprichosamente os colchonetes roxos nas prateleiras. Alan ajudou no estúdio, em alguns *workshops* de *kirtan*, e além de ter deixado a mágoa inexplicável por ter se mudado duas semanas atrás, ele ainda a insultou, reclamando de suas tarefas domésticas. Os colchonetes não estão empilhados com capricho; os cobertores não têm sido dobrados direito; os elásticos estão embaralhados.

— Estou tentando criar um espaço sagrado com a música — ele disse, dia desses —, e ter tudo com uma aparência tão desorganizada não ajuda muito.

— Você está me *zuando*? — ela teve vontade de gritar. — Acha que nesse momento estou preocupada com *cobertores* bagunçados? Que tal me dizer o que está havendo? Que tal falar sobre a bagunça que você está fazendo em nosso casamento?

Em vez disso, ela tem respirado, arrumado e tentado dar a ele um pouco de espaço sagrado, para que ele possa organizar a porra da cabeça.

— Quer dizer, Chloe e Gianpaolo também são ótimos professores — Stephanie acrescenta. — Mas você tem a mágica, Lee. Se eu conseguisse, um dia desses, convencer o Matthew a vir aqui, ele ficaria viciado, tenho certeza.

Semana passada era "Zac", na semana anterior foi a "Jen", ou algum outro nome que supostamente dá a impressão de que Stephanie é enturmada com a lista VIP de Hollywood. Talvez seja.

Lee não tem ideia se Stephanie, ou qualquer outro frequentador habitual do estúdio, ouviu algo sobre o que está se passando em sua vida. Alan treina no estúdio e faz um monte de servicinhos por ali — ele é um bom marceneiro, quando se dedica, e bem habilidoso com problemas hidráulicos, portanto, com tudo isso e seus workshops musicais, todos o conhecem.

Lee pediu a Alan que mantivesse a vida pessoal dos dois somente entre eles (e, de qualquer forma, a mudança é apenas temporária!), mas desde que leu *Comer, Rezar, Amar*, ele tem uma nova necessidade irritante de "processar" e "discutir" seus sentimentos, o que talvez signifique reclamar dela com alguém totalmente estranho. Ela não deveria ter sugerido que ele lesse aquele livro. Foi como dar uma arma carregada a uma criança. Ela queria que ele a entendesse um pouquinho melhor e não usasse isso como desculpa para se esquivar das responsabilidades do estúdio e dos gêmeos para voltar às velhas mágoas sobre suas decepções como compositor e artista.

Stephanie, assim como muitas mulheres que frequentam o estúdio, idealizou o casamento de Lee. Lee e Alan, casal perfeito, programações perfeitamente coordenadas, corpos perfeitos, filhos perfeitos. De certa forma, era bem menos constrangedor para Lee na época em que Alan e o casamento pareciam ideais. Ela tem certeza de que Stephanie frequenta o Edendale Yoga, em parte, para absorver a aura de felicidade e estabilidade (que Lee imagina estar faltando na vida de Stephanie) que pairava no estúdio até recentemente. Lee está fazendo o máximo para manter o alto-astral e impedir que as turmas sejam afetadas. Ninguém mais faz comentários sutis sobre seu casamento durante a aula! Como foi que isso aconteceu?!

Lee observa Stephanie caminhando até a área da recepção. Antes que a porta se feche, Stephanie já está checando seu BlackBerry. Lee se preocupa com ela. Ela dá a impressão de ser alguém que trabalha vinte e quatro horas por dia, sete dias por semana, fazendo ligações, agendando reuniões, tentando marcar algo para algum projeto de filmagem, o qual frequentemente menciona, falando muitos nomes. Ela sempre vem à aula com uma aparência de quem precisa de uma boa noite de sono, e Lee não ficaria chocada se, no fim das contas, Stephanie estivesse fazendo mais do que ioga para ajudá-la a relaxar no fim do dia de trabalho — talvez até no meio do dia também. Ela afirma ter vinte e oito anos, mas Lee tem a impressão de que deve ter uns trinta e três, aquela idade capciosa de transição. Ao menos, ela não embarcou naquela de "cara congelada", expressão de Lee para os rostos da turma que permanecem surpreendentemente imóveis quando ela os manda fazer a postura do leão e lhes pede para colocar a língua para fora e fechar os olhos bem apertados. Ou pelo menos tentarem.

Isso é Los Angeles. Ela não é de julgar os outros. A última vez que esteve numa conferência de ioga, metade dos professores estava reclamando que as academias vinham incentivando a manter as aparências "a qualquer custo", já que os alunos gostam de pensar que a ioga os manterá com uma aparência jovial, de dentro para fora, e se, no final, só o lado externo melhorar, tudo bem também. Ao menos para alguns.

Na aula, Stephanie força demais. Ela tem boa forma, mas não é naturalmente flexível e, qualquer hora, vai se machucar. Ela é baixinha, usa um corte de cabelo bem curto, que parece ter mais a ver com a necessidade de sair rápido de casa pela manhã do que com seu rosto. Quando Lee olha Stephanie se esforçando na aula, ela vê um corpo que pareceria mais natural e confortável com quatro ou cinco quilos a mais. Ela já frequenta o estúdio há mais de seis meses, e Lee bolou um plano — mas não vai contar a Stephanie. Seu objetivo é desacelerá-la, acalmar as vozes interiores que a fazem forçar demais, falar mais alto, tudo no intuito de ultrapassar a idade e os demônios que a assombram.

Lee tem um plano para muitos de seus alunos. É o mal do ofício. Muito mais fácil do que formular um para si mesma.

Quando a amiga dançarina está de pé, enrolando seu colchonete, Lee se apresenta. A garota de cabelos escuros é ainda mais deslumbrante de perto — olhos verde-esmeralda, uma boca (naturalmente) carnuda, pele morena aveludada e uma graça espontânea, em todos os seus movimentos. Exceto quando se contrai.

— Quando machucou seu tendão de Aquiles? — pergunta Lee.

A garota — Graciela — a olha surpresa. Lee sempre se impressiona com o que as pessoas acham que podem esconder.

— Como percebeu?

— Fiquei desconfiada durante sua primeira postura do cachorro abaixado. O lado esquerdo e o direito do seu corpo são universos diferentes. Você não é muito fã de evitar a dor, né? — Lee diz, sorrindo. Ela aprendeu a fazer comentários assim sem que soassem como julgamentos ou críticas.

— Não é meu forte. Tenho certeza de que você sabe como é. Stephanie me disse que muitos dançarinos treinam aqui. Nós não ganhamos pontos por recuar.

— Dança moderna? — pergunta Lee.

Graciela sacode a cabeça de um lado para o outro.

— Contemporânea. Mais *hip-hop*. — Era o que Lee suspeitava — braços musculosos, ombros fortes —, porém, pelo fato de Graciela ser obviamente latina, ela não queria evitar suposições precipitadas. — Tenho um teste para um clipe importante em três semanas. Muito importante. Eu nem tenho permissão para dizer de quem é o clipe.

Ela para, com um sorriso malicioso no rosto, obviamente esperando que Lee arriscasse um palpite.

— Beyoncé?

Graciela dá um gritinho.

— Ai, meu Deus, você acredita? Imagina a chance que é pra mim? — Ela dá um pulinho e se retrai novamente. — Tenho que sarar ou... bom, não tem "ou".

Graciela tenta um tom descontraído, mas o falso otimismo em sua voz é algo que Lee conhece bem. É mais uma coisa que ela se alegra em ter deixado para trás, na escola de Medicina de Columbia, junto com a neve, a fome autoimposta e os antidepressivos.

— Prometa que você não fará nada maluco para "sarar"? — pergunta Lee.

— Bem, acho que você terá que definir "maluco". Eu vou numa vidente em Venice Beach e ela me disse que vai ficar tudo bem, então, estou confiando nisso. De qualquer forma, meu médico é um exagerado mesmo. Eu estava fazendo um pouco de ioga na academia, prestes a experimentar uma daquelas turmas intensivas. Foi quando a Stephanie insistiu que eu viesse aqui. Às vezes eu trabalho numa lanchonete que ela frequenta.

— Bem-vinda a bordo.

Graciela põe a bolsa no ombro. Ela realmente tem cabelos escuros deslumbrantes, cacheados, brilhosos. Ao juntar os cabelos atrás da cabeça, ela olha para Lee e pergunta:

— Você realmente acha que eu vou ficar pronta para o teste? Não estou enganando a mim mesma, estou? — O tom animado sumiu de sua voz. Foi substituído por um desespero de dançarina, que Lee conhece bem, de tanto ouvir alguns de seus alunos.

Ela observa Graciela por um minuto. A parte infernal de ser dançarina é que toda a força e beleza que Graciela possui e todas as horas de treino podem ser insignificantes, por conta de um probleminha no tendão ou alguma outra coisa igualmente pequena, dolorosa e vital.

— Marque um horário com Katherine — sugere Lee. — Ela é nossa massagista e tem um milhão de truques. Depois quero vê-la aqui, pelo menos quatro vezes por semana. Vamos começar pelas posições restaurativas. Mas eu aviso: ficarei de olho em você. Vou monitorá-la e, se a vir forçando demais, vou *mandá-la* sair.

Lee dá um abraço em Graciela e demora um pouquinho mais do que pretendia. Quando se afasta, ela vê a expressão de ansiedade e tristeza no rosto da dançarina e se pergunta o que mais está se passando que ela não mencionou. Há muita coisa sobre a vida de seus alunos que ela jamais descobre.

— Ah, querida — diz Lee. — Eu sei. Mas, confie em mim, você precisa ir devagar, manter-se focada e ter um pouquinho de fé. Faremos o melhor possível, está bem?

— Meu orçamento está apertado — diz Graciela. — Mas vou tentar vir o máximo que eu puder.

Lee pensa em Alan, em seus sermões sobre coração mole, dizendo que o estúdio não é uma organização sem fins lucrativos. Mas o que é mais um na turma? E se Graciela não pode pagar, ela simplesmente não virá, então, de uma forma ou de outra, Lee também sai perdendo. Ela gostou dessa menina. Que se dane o Alan. Ela fundou o estúdio; ela é a proprietária.

— Pague o que puder. E se isso for nada, tudo bem também. — Lee sai andando em direção à recepção, mas, em seguida, pensa duas vezes e enfia a cabeça de volta na sala de ioga. — Só não conte a ninguém. Principalmente para um cara bonito, de cabelos compridos, que verá por aí carregando uma caixa de ferramentas ou um órgão. Meu marido.

Dentre as melhorias que Alan fez no estúdio, está um saguão completo, com espaço para um espaço de vendas, no local onde antes era o armário de estoque do antigo *show-room* de tapetes. Há alguns sofás e poltronas confortáveis, onde os alunos dão um tempo, entre uma aula e outra, em meio às prateleiras que Tina mantém abastecidas com uma coleção crescente de produtos relacionados à ioga. Lee acha que o saguão foi o melhor investimento que eles já fizeram no estúdio. Mesmo pouco convencional, ela admite (o que seria dela sem os "Família vende tudo"?), a decoração ajudou muito a criar uma sensação comunitária que Lee sempre sonhou para o estúdio. Além de reforçar amizades, as pessoas usam o espaço e o espírito do exercício para organizar eventos de arrecadação de fundos para um punhado de causas locais e movimentos de ajuda a desastres internacionais.

O espaço de vendas é outra questão. Lee não queria assumir a responsabilidade de fazer os pedidos e administrar as finanças do que se tornou uma loja (muito!) pequena, mas Tina a convenceu de ir em frente, alegando que os alunos precisavam de um local para comprar os colchonetes, faixas para cabeça e alguns outros itens práticos. Ela tomaria conta de tudo para Lee, dividiria o lucro com o estúdio e teria um passe livre mensal para as aulas. O problema é que cada produto, por mais simples que pareça, cria uma controvérsia.

Tina está em pé, atrás do balcão, quando Lee entra no saguão. Tina acena para chamá-la.

— Preciso falar com você sobre uma coisa — diz Tina.

— Estou com o tempo apertado...

— É só um minuto.

Lá vem, pensa Lee. Tina é uma dessas jovens superbem condicionadas, com excesso de energia e uma tendência à ansiedade quando Lee pede à turma que faça a postura da criança, mude o apoio sobre as mãos ou faça um dos contorcionismos mais extremos. Ela é decididamente competitiva — principalmente consigo mesma. Na escola, ela praticava mergulho olímpico, e Lee sempre a lembra que agora ela não está sendo avaliada. "Não sou um juiz", ela está sempre repetindo. "Quero que você se empenhe para ter prazer nisso." Até agora, ela viu muito empenho e pouco prazer.

— É sobre o chá — diz Tina, movendo o corpo de maneira que ninguém no saguão possa ouvi-las. — Pedi uma nova marca orgânica que todo mudo está querendo e, sem pensar, comprei *cinco* caixas desse aqui junto com o de ervas.

Ela segura um pacote de chá-preto.

— Certo — responde Lee, esperando para ouvir que tipo de debate pode surgir sobre uma caixa de chá. Tina recentemente se formou pela

UCLA e voltou a morar com os pais. Lee desconfia que o problema seja o excesso de tempo ocioso.

— Tem cafeína — ela explica. — Não tinha pensado nisso na época do pedido, mas Isabela Carolina Paterlini, que esteve hoje na aula das sete da manhã de Chloe, disse que está tentando eliminar o café e ver o chá com cafeína na prateleira é um incentivo pra ela. Eu não soube o que dizer, então, falei que perguntaria pra você.

— Ainda bem que você não comprou Red Bull — fala Lee.

Tina tem um rosto nervoso e retraído e, pelo que Lee percebe, quase nenhum senso de humor. Se bem que, para falar a verdade, não foi piada. Ao ingressar num estúdio de ioga, muita gente parece ficar virtuosa em relação a coisas como dieta e bebida, e Lee não sabe se isso é proveniente de uma sensação autêntica ou pelo fato de pensarem que essa é a forma como devem se comportar. De modo geral, Lee é bem abstêmia, mas não está acima de um ocasional hambúrguer de peru com fritas (e um cigarrinho bem esporádico) e acha que a maioria das pessoas seria muito mais feliz e saudável se relaxasse quanto a essas questões, em vez de tentar seguir uma política severa. Afinal, o que é a "perfeição"?

— Você experimentou? — pergunta Lee.

— Não. Mas todos os chás dessa marca são incríveis.

— Então, façamos o seguinte — diz Lee. — Eu compro as cinco caixas. Adoro chá-preto e posso até mandar uma ou duas caixas para minha mãe, de aniversário.

— Ah, Lee. Isso é ótimo. Vou colocá-las em seu escritório. Você tem tempo pra falar de outra coisa?

— Preciso pegar os gêmeos no colégio — ela explica. — O que é?

— Perguntaram se nós temos aparelhos Kegel, de exercícios. Eu nem sabia do que se tratava e olhei na internet. Estava pensando...

— Vamos falar disso amanhã. — Se uma caixa de chá está inspirando toda essa conversa, ela pode até imaginar o que vai render esse novo assunto. Há momentos em que ela tem vontade de fechar a loja — dá problema demais —, mas alguns alunos demonstraram gostar muito. Lee vai andando em direção ao escritório, depois vira de volta.

— Você está fazendo um ótimo trabalho, Tina — ela diz.

De certo modo, ela está mesmo, e Lee acha incrível como as pessoas reagem bem a um pequeno elogio. Reforço positivo. Ela se pergunta como Alan não percebeu isso ainda.

Lee leva vinte minutos para caminhar da Edendale Ioga até a escola, para pegar os gêmeos. Alan os deixou lá, de manhã, e foi para a cidade trabalhar com o parceiro de composição numa canção que eles esperam vender para um *reality show* sobre vício no canal VH1. Ele supostamente deixaria o carro para ela e seguiria a pé, para seu encontro. Ela pode apostar que o carro não está no estacionamento. Felizmente, ela não é apostadora, então, apenas manterá o foco no que estava dando certo até agora.

Enquanto crescia no subúrbio de Connecticut, Lee jamais imaginou que viveria num lugar tão urbano quanto o bairro de Silver Lake, em Los Angeles. A Califórnia jamais esteve em seu radar e ponto final. Ela sempre sonhou ir parar em Vermont, em alguma bela cidade pequena, onde poderia ter um pequeno consultório de clínica geral, constituir uma família e ir esquiar no lago durante alguns meses do ano. Basicamente, a fantasia completa do comercial de margarina. Da última vez em que esteve em Vermont, ela ficou presa num engarrafamento na saída de um shopping. Que coisa... Agora, ela não consegue se imaginar deixando Silver Lake. É a combinação perfeita do divertido e do rústico, da boemia e do belo. E, sim, as pessoas caminham pelos bairros, vão trabalhar de bicicleta e ficam de bobeira, tomando café (com cafeína!) nas calçadas das cafeterias. Hoje provavelmente está fazendo cerca de 20ºC, e enquanto caminha pela rua, depois de sair do estúdio, ela consegue ver a represa se estendendo à sua frente, como um espelho emoldurado pelo verde das palmeiras e as casas de estuque, com seus telhados vermelhos.

Ela inspira, tentando resgatar um pouco daquela calma (*essa sensação está ali, para quando você precisar*), antes que os gêmeos irrompam novamente em sua vida, e tenta transformar cada instante num exercício de aceitação do inaceitável. Sistemas? Planos? Não faz sentido, com dois garotos de oito anos no leme do barco. Ainda assim, ela não poderia ter escolhido um lugar melhor para criar os filhos. Mesmo que, ao prestar um pouquinho de atenção, Silver Lake seja meio bagunçado. Mesmo que o ar seja ligeiramente mais pesado por ali. Seu próprio caminho estaria bem mais claro desde cedo se ela tivesse crescido num lugar tão diverso e divertido, em vez de Darien.

Ao subir os degraus da calçada que contorna a represa, a brisa aumenta, refrescando o ar e fazendo-a pensar, por um instante, que tudo realmente dará certo. Alan está apenas sendo temperamental e infantil, como às vezes é. É seu traço menos atraente, mas ela está lidando com isso. Ao menos ele começou a trabalhar em algumas músicas novas. Isso o fará sentir bem quanto a si mesmo, até surgir uma daquelas rejeições que o lançam numa espiral de incertezas pessoais manifestadas como raiva de alguém. Foi ideia dela que ele pegasse o órgão e começasse a tocar música ao vivo no estúdio, em algumas turmas. Ele tem um talento surpreendente para isso e os alunos adoram. Verdade, não é bem o que ele imaginava fazer com a música, mas isso lhe dá uma plateia, e Lee lhe arranjou alguns bicos em outros estúdios menores, ao redor da cidade. Se ele precisa olhar para o que está fazendo e reavaliar, ela pode lidar com isso. Ele lhe disse que não tem a ver com ela e *definitivamente não* tem nada a ver com um caso. No momento, é mais fácil acreditar que ele esteja sendo honesto. *Tudo vai dar certo. Vai ficar tudo bem.*

Ela vira a esquina, e a escola aparece. Todo os alunos estão enfileirados na calçada e há uma frota de carros de polícia à porta, com as sirenes piscando. O som de caminhões de bombeiros à distância.

Então, ela começa a correr.

— O jejum foi incrível — a mulher fala enquanto Katherine massageia suas panturrilhas. — Após o terceiro dia, eu não sentia absolutamente fome alguma. O que é *isso* afinal? E durante os dez dias, sem comer uma garfada, eu ainda fazia... você sabe... algumas vezes por dia. Quantidades absurdas. Estou tão feliz de ter tirado tudo *aquilo* do meu corpo.

— Quem não estaria? — pergunta Katherine.

O monólogo de Cindy, que começou antes que ela se deitasse na mesa de Katherine, cruzou a fronteira do território do papo sobre intimidades. Nada de surpreendente nisso. Katherine imaginou o que estava por vir, assim que Cindy lhe disse, ao marcar o horário, que mal podia esperar para descrever uma "experiência incrível" que tivera durante uma limpeza de dez dias. Essa é a quinta massagem de Cindy com Katherine e, cada vez que vem, ela tem uma nova experiência maravilhosa para contar em detalhes; a maioria envolve a retirada de algo de seu corpo. Uma nova dieta, lavagem nasal, de cólon, uma sauna medicinal...

Mas o realmente surpreendente para Katherine é redescobrir como é tedioso ficar ouvindo as aventuras dietéticas e digestivas de alguém. Katherine não é nenhuma leiga no assunto (o flerte com modismos "saudáveis" ajudaram no estopim de seus mais perigosos vícios) e ela tem de admitir que Cindy está com uma boa aparência, sua pele está viçosa. Mas, às vezes, Katherine acha que ela deveria pendurar um aviso lembrando aos clientes que não precisam contar suas experiências com tantos detalhes. Ela estica o braço e aumenta o volume da música, na esperança de transmitir um recado sutil.

— Você provavelmente está se perguntando o que eu comi para quebrar o jejum, certo?

Na verdade, não.

— Geralmente, é a primeira coisa que todos perguntam.

Supondo-se que alguém consiga te interromper para dizer alguma coisa.

— Eu tinha que começar o dia com um suco verde. Não sei bem o que tinha dentro, mas parecia que eu estava tomando capim, e aquilo me deixava meio enjoada. Peguei a primeira coisa que pude, para tentar me livrar daquele gosto, e aconteceu de ser uma rosca de chocolate que Henry tinha deixado na pia da cozinha.

Lá vem o ataque ao Henry.

— Muito obrigada, certo? Ele sabia que eu quebraria meu jejum naquele dia. Está querendo me sabotar. Mas, ora, eu o amo mesmo assim. Nossa Senhora, ele tem uma bunda tão linda, parece uma estátua de mármore. Não estou muito empolgada por causa da esposa dele, mas pelo menos ele foi gentil o bastante para dizer a ela que há outra mulher em sua vida. Foi até meigo da parte dele. Então, a rosquinha não estava nos meus planos, mas, como eu já tinha comido, era melhor desfrutar. Você já esteve naquela nova padaria, ali na...

Há algo estranho e desconexo que Katherine notou em algumas pessoas que massageia. Elas falam de seus corpos como se fossem templos de pureza que querem honrar fazendo massagem, ioga, comendo apenas alimentos orgânicos. Mas, ao mesmo tempo, passam metade da vida tentando esvaziar seus sistemas, purgando seus fluidos corporais, como se estivessem em guerra com suas funções mais básicas e saudáveis.

A coisa boa sobre os faladores é que você pode parar de prestar atenção e focar em suas próprias obsessões, ahn, digamos, encontrar um jeito de fazer contato com o bombeiro ruivo que começou a trabalhar no posto ali da rua. O ruivão. Ora, ali sim está um bom motivo de obsessão.

Quando termina com Cynthia, Katherine pousa almofadinhas perfumadas sobre suas pálpebras, diz a ela para ficar à vontade e vai até a recepção. Ela vai para trás do balcão e quase tromba em Alan. Ele está ajoelhado, repassando as folhas de presença das turmas da semana anterior. Ultimamente, ele tem insistido muito em verificar as folhas de presença, comparando aos recibos, tentando provar que Lee não está cobrando todo mundo ou está dando folga demais a alguns alunos. Katherine vai ficar de boca fechada a respeito.

— E aí, gata? — ele cumprimenta.

Há muitas razões que a deixam enjoada por ser chamada de "gata" pelo Alan, mas Katherine nem sabe como reclamar. Em vez disso, ela diz "Oiiii" com um tom de flerte exagerado para, quem sabe, ele se sentir ofendido.

Ela nunca confiou totalmente em Alan — com aquele corpo incrível, os cabelos compridos, o rosto excessivamente bonito, a forma como ele se envaidece diante das turmas ao tocar ao vivo: como se tudo acontecesse por causa dele. Desde que Lee confidenciou que ele saiu de casa, deixando-a com os meninos, ela confia nele menos ainda. Lee está melhor sem Alan, mas ele não tem o direito de abandoná-la. Quanto aos motivos por trás disso, Katherine tem algumas desconfianças, mas vai ficar de boca fechada quanto a isso também.

— Você sabe quantas pessoas estão inscritas para meu *workshop* de *kirtan* na semana que vem? — pergunta Alan.

— Três — responde Katherine.

Se Alan ficasse de olho no próprio negócio, em vez de contar os recibos de Lee, ele saberia disso. Katherine aluga seu espaço de massagem no Edendale Ioga e acaba ficando mais tempo no estúdio do que qualquer outra pessoa, incluindo Lee. Fica esperando clientes e matando tempo entre um horário marcado e outro. Pela afeição que tem por Lee, ela tenta ficar de olho no máximo que pode, porém, discretamente — pois se compromete consigo mesma a não se envolver excessivamente na vida de ninguém. Ainda assim, tem gente demais metendo as mãos pouco habilidosas em coisas por ali — a maioria secretárias do estúdio, que trocam o trabalho da recepção por aulas gratuitas. Além de terem um conhecimento mínimo dos programas de computador, elas estão sempre tão apressadas para entrar nas aulas que deixam dinheiro, cartões de crédito e recibos espalhados no balcão e a tela do computador cheia de *post-its* com perguntas, pedidos e detalhes variados sobre tarefas inacabadas. Semana passada, Katherine viu um bilhete que dizia: "Ñ consegui imprimir os recibos, então deixei td mundo entrar d graça. Espero q ok. ☺ Tara".

— Três — repete Alan. — Perfeito. Eu esperava que tivesse um pequeno grupo. Isso facilita muito o trabalho com eles.

Katherine não diz nada — é a melhor forma de fazê-lo saber que ela não está engolindo o comentário. Ele é bom músico e tem uma bela voz, mas depois do *workshop* que ele deu, ela ouviu muitas reclamações de alunos dizendo que ele parecia estar se apresentando em vez de deixá-los cantar.

Katherine também sabe que hoje Alan deveria ter deixado o carro para Lee, na escola, mas ela viu que está estacionado lá fora, na frente do estúdio. Tipo clássico de agressão passiva, assunto no qual ela não vai se meter.

Ele entra no estúdio e, pelas portas de vidro, Katherine pode vê-lo "se alongando": uma rotina que envolve muita exibição, algumas flexões para dilatar seus bíceps e plantar bananeira por quase um minuto. Na faculdade, ele supostamente foi corredor ou algo assim e tem, sim, muita prática. Algo que impressionaria bem mais se não tivesse tanta intenção de impressionar.

A carreira musical de Alan é a razão de ele e Lee terem se mudado para cá. O fato de não ter tido o desfecho que ele planejou não diz nada sobre seu talento. O *show business* não teve o desfecho planejado para a maioria dos residentes dessa cidade — incluindo ela mesma. Katherine já passou tempo suficiente em suas pequenas apresentações para saber que ele é um músico talentoso e um compositor capaz. Mas, infelizmente, ele tende a se supervalorizar diante do público ou deixar transparecer um traço de amargura pela decepção com o tamanho da plateia. Então, você acaba se sentindo um babaca por ter comparecido. "Eu tive confirmação para quarenta pessoas essa noite", — disse ele uma vez para uma plateia de dez pessoas. "Acho que tinham algo melhor a fazer."

Segundo Katherine, o comportamento de Alan com relação a Lee é simplesmente um monte de encenação desinteressante. O garoto mimado acostumado a ser o centro das atenções precisa de um pouco de espaço para lamber o ego ferido. E quanto ao que ela o viu fazer no escritório, duas semanas antes... mais encenação.

Ela recolhe as folhas de presença e volta ao escritório de Lee, liga o computador e busca os recibos da semana passada. Pelo fato de ela ser uma trabalhadora braçal e uma ex-viciada, todos pensam que suas habilidades no computador são básicas. Manter pouca expectativa às vezes ajuda.

Nesse momento, a última coisa que Lee precisa é Alan baforando em seu pescoço, reclamando dos passes livres que ela distribui, das permutas que faz com alguns clientes e do descuido das secretárias do estúdio. Sempre que pode, ela tenta se livrar dos post-its e pôr em ordem o lado contábil das coisas. Alan provavelmente ficaria aborrecido se soubesse, mas até parece que ele encararia essa tarefa.

Katherine fica tão absorvida pelo que está fazendo que mal percebe o som das sirenes. Quando cai a ficha, ela vai até a calçada e vê os caminhões dos bombeiros seguindo ladeira abaixo. Sem dúvida, mais um incêndio na mata. E nem sinal do ruivão no caminhão.

Lorraine Bentley intercepta Lee enquanto ela atravessa a rua em disparada, rumo ao colégio.

— Não entre em pânico — diz Lorraine. — É só mais um alarme falso.

Lee não quer nem saber:

— Onde estão os gêmeos? Você viu? O que está acontecendo, Lorraine?

As duas correm passando pela fila de crianças, a maioria com aquele jeito despreocupado da hora do recreio. Uma pequena voz na cabeça de Lee lhe diz que está tudo bem e ela está exagerando, porém, uma voz mais alta grita: *Onde estão eles?* E a tensão acumulada das últimas semanas começa a fazer pressão em seu peito.

Então, ela avista quatro meninos sozinhos, no *playground*, fora de onde deveriam estar. Ela vê Michael empurrar um menino do trepa-trepa. Marcus sai correndo e ajuda o menino a levantar.

Lorraine agarra seu braço e diz:

— Não deixe que eles percebam o medo em seu rosto, Lee. Não os deixe preocupados.

Conforme ela chega ao *playground*, os meninos saem correndo ao seu encontro e agarram suas pernas. Até mesmo Michael.

— Alguém tentou explodir o colégio — diz ele, mais orgulhoso do que preocupado. Mas o fato de ele se agarrar a ela significa que acha que algo está errado.

A Srta. Marquez surge, virando a esquina, parecendo ainda mais exausta do que o habitual.

— Lamento, Lee — diz ela, tentando recuperar o fôlego. — Todos eles deveriam estar na calçada. Não sei como os meninos chegaram até aqui. Meninos, vocês não ouviram o aviso? Não me ouviram chamar?

Eles permanecem agarrados a Lee e nem se dão ao trabalho de responder. A Srta. Marquez havia perdido o restinho de influência e controle que ainda tinha.

— O que aconteceu? — pergunta Lee.

A Srta. Marquez não tem mais que vinte e cinco anos. Os professores utilizam o sistema escolar para fazerem currículo. Em dois ou três anos, eles saem com uma referência honrosa, passando a locais mais prósperos. O suor está formando gotas na testa dela.

— Foi um aviso sobre alguém armado. Isso tudo foi só precaução. Desde o início, eles têm quase certeza de ter sido um trote.

É o terceiro "trote" enervante, desde janeiro. E ainda é março. Houve uma ameaça de bomba, boatos de uma supergripe que causou um fechamento de dois dias, e agora isso. É simplesmente o que acontece hoje em dia, mas o que mais preocupa Lee é o corpo docente estressado, que parece não ter controle da situação. Ao longo do último ano, ela vem dizendo ao diretor que adoraria vir dar umas aulas de ioga para os funcionários, ajudá-los a lidar com o estresse, mas houve objeções de alguns professores, dizendo que a prática é conflitante com suas "crenças religiosas". "Respirar", ela perguntou à época, "entra em conflito com alguma religião?". Isso apenas renova sua convicção de que ela precisa insistir nesse assunto. Talvez possa oferecer uma semana de aulas grátis, no estúdio, para os professores. Alan *adoraria*.

De volta à calçada, Lorraine segura a mão de Birdy. Birdy é uma menininha meiga que parece fazer jus à estranha escolha de Lorraine para seu nome. Clara, magra e decididamente com carinha de pardal. Como era de se esperar, os gêmeos davam apelidos desagradáveis a ela. Lee não conseguiu impedi-los, mas, pelo menos, eles não a desrespeitam mais. Porém, convenhamos, a garota é... incomum.

— Garth e eu estamos recorrendo a todos — Lorraine conta a Lee. Ela é a única autêntica loira californiana com quem Lee tem amizade e, com sua cor de pele e maçãs do rosto à la Joni Mitchell, Lorraine faz Lee ouvir acordes de *Ladies of the Canyon* sempre que elas se encontram. — Os pais dele, os meus, todos os parentes que lembrarmos. Não aguento mais fazer isso. Não me importa que seja caro, nem que eu deveria apoiar o ensino público. Uma hora dessas, não será um alarme falso.

Birdy está encarando Lee com seu olhar sobrenatural; seus olhos de um azul aguado são excessivamente límpidos e etéreos para uma menina de oito anos. Ela realmente não pertence a essa escola. Michael é ao menos um garoto durão. E mesmo que Marcus não seja, ele tem o irmão gêmeo por perto para (tomara) ajudá-lo.

— Você parece triste — diz Birdy.

— Não, não, querida — responde Lee. — Estou feliz que tudo esteja bem por aqui, só isso.

Birdy encara Lee com um de seus olhares misteriosos. A menina compreende que ela mentiu.

Garth e Lorraine são artistas, com um grande estúdio nos fundos de casa, perto da Ponte Shakespeare. Eles têm um papel ativo no circuito das galerias locais, e Lee já perdeu as contas de a quantas aberturas de exposições já foi. Eles formam um daqueles casais que parecem passar o tempo todo juntos, sempre de mãos dadas. Uma vez, ela ouviu Garth se referir a Lorraine como "mamãe", de um jeito que deixou Lee meio constrangida.

Ela acha as imensas e lamacentas telas de Lorraine incompreensíveis e nada atraentes, mas muito mais simpáticas que os embaraçosos e eróticos autorretratos nus de Garth. Eles se dizem artistas em dificuldades, que vivem apertados, mas o aperto deles é de alto nível. Eles devem "recorrer a todos" algumas vezes por ano.

— Você tem outra escola em mente? — pergunta Lee.

— Preenchemos fichas em três — responde Lorraine. — Estão todas interessadas, mas ainda estamos aguardando.

Em outras palavras, eles já vêm planejando isso há meses, muito antes de qualquer desses incidentes recentes. Isso deixa Lee ressentida com Lorraine, de uma forma inexplicável, e, ao mesmo tempo, faz que ela se sinta uma péssima mãe, por não ter ido atrás das mesmas opções. Mas Lee sempre foi do tipo que conserta a situação em vez de fugir dela.

Ela vai para o estacionamento com os meninos e procura o carro. Como havia desconfiado, não está lá. Fica tentada a ligar para Alan e começar a reclamar, mas descobriu que acaba sendo melhor lidar com esse tipo de situação sozinha. Principalmente agora. Ela teme que, ao mostrar a Alan que precisa dele, o afaste ainda mais.

Michael está cutucando o irmão e, enquanto Lee caminha de volta até Lorraine, ela os separa algumas vezes até fazê-los se aquietarem. Lorraine está vestindo uma saia despojada leve, ligeiramente desfiada, com uma camisa azul transparente. Lorraine é estilosa. Talvez Lee tenha que arranjar um estilo pra ela também.

— Esqueci que Alan está com o carro hoje — diz ela. — Foi tão movimentado no estúdio, estou mais dispersa do que o habitual.

— Precisa de uma carona?

— Se não for incômodo.

Lorraine olha para os meninos.

— Vamos colocar a Birdy na frente — diz ela. — Se você não se importar de ir atrás.

— Por favor.

Elas arrumam as crianças e colocam os cintos de segurança. Lee senta entre os meninos para mantê-los separados. Michael imediatamente começa a dar tapas em Marcus, que apenas lhe lança um olhar.

— Então, eu estava pensando em convidá-la para uma estreia de Garth, em algumas semanas. — Lorraine diz as datas e sai do estacionamento. Lorraine é uma daquelas motoristas excessivamente cautelosas, que acabam sendo um perigo. — Ele acabou de concluir uns trabalhos novos, e a galeria está tão empolgada que trocou a programação para lhe dar uma exposição. Adoraríamos se você e Alan pudessem vir, que acha?

— Tenho quase certeza de que essa semana está vaga. — Algo na forma como ela fez a pergunta deixou Lee ligeiramente paranoica sobre os boatos de Alan ter se mudado. Eles disseram às crianças que ele está apenas ficando com Benjamin para que possam trabalhar e que não precisam mais falar a respeito, mas não dá pra saber o que se passa em suas cabecinhas. Quanto à estreia, a ideia de ficar em volta das pinturas de Garth, com um grupo de pessoas falando sobre sua técnica e ao mesmo tempo fingindo não ver as pinturas espalhafatosas de seu pau, que está sempre em posição frontal, bem no meio da tela, é algo bem torturante. Mas há muitas coisas que Lee gosta e admira no casal, e talvez seja bom para ela e Alan aparecerem juntos em público.

— Vou mandar um e-mail — diz Lorraine. — Mas vou ter de esperar até quinta-feira. Garth e eu tiramos as quartas como "o dia sem tecnologia". Nada de celulares, nem computador, nem televisão. Vocês deveriam experimentar. Esse sempre acaba sendo nosso dia mais romântico da semana, se é que você me entende.

— Parece bom — diz Lee. Ela começa a brincar com os cabelos, nervosamente, pensando em Alan, no treinamento de incêndio e na última vez que ela e o marido tiveram um dia romântico na semana. (E dia "mais" romântico significa que há mais de um dia de paixão na semana!) Ela está sempre dizendo aos seus alunos para não competirem e deixarem o ego de lado, mas, às vezes, Lorraine a faz sentir como se sua vida estivesse saindo dos trilhos.

— Você está bem, mãe? — pergunta Marcus. Ele é o preocupado.

— Ah, meu bem — diz ela. — Claro que estou. Só fiquei um pouquinho nervosa quando não vi vocês na calçada.

Michael começa a chutar a traseira do banco de Birdy, cantarolando:

— Sorvete, sorvete, sorvete.

Ela estica e pousa a mão sobre a coxa dele. Será que Alan os leva para tomar sorvete quando vai buscá-los? Ela achou que eles tivessem um acordo quanto à dieta das crianças, mas ela também pensou em muita coisa que não está sendo como imaginou.

— Em casa tem uns picolés de tofu no congelador — diz ela.

Diante dessa sugestão, até Marcus grita em protesto, aderindo ao canto do irmão.

Que se dane, ela pensa. Ela também pode ter um pequeno agrado.

— O que acha, Lorraine? Eu pago.

— Vamos ao lugar novo de sorvete artesanal — ela sugere. — Birdy não pode comer lactose e lá eles vendem *sorbet*.

Michael faz barulhos de gases com as costas das mãos, mas, ainda bem, não sai alto o suficiente para que Lorraine ouça.

O que Katherine gosta da nova bicicleta holandesa que comprou *on-line* é o fato de ser rosa. Verdade, ela pagou muito — e ainda mais pela cor —, mas sua sala de massagem no estúdio realmente "bombou" nos últimos meses e ela devia um mimo a si mesma. Katherine fez o pedido na data do segundo aniversário de sua sobriedade. Por que não?

A bicicleta é robusta, sólida, e ela se sente o máximo pedalando ao redor de Silver Lake. Às vezes, pessoas totalmente estranhas acenam para ela. Por causa do *design* clássico, ela passou a se vestir para combinar com o estilo da bicicleta, se não a cor, um pouquinho mais garotinha e retrô-chique, com um toque meio Zooey Deschanel. Ela voltou a costurar e desmanchou alguns vestidos *vintage* que tinha guardado num armário. Verdade que a bicicleta é um alvo para ladrões, porém, em sua mente, isso só confirma seu valor. Ela comprou uma corrente muito boa.

O que ela menos gosta da bicicleta é que não deixa sua bunda à mostra.

Na maioria das circunstâncias, ela consideraria isso vantajoso. Ao longo de sua vida, ela já teve muito mais que a atenção desejada. E não faz sentido fingir que trinta por cento de seus clientes masculinos de massagem (e uma ou duas garotas) não a achem gostosa. Quase um ano atrás, depois de terminar um relacionamento (sendo generosa, pois era mais um exercício de baixa autoestima) com Phil, o Impossível, ela resolveu dar um tempo com homens e sexo. Tem sido o período mais relaxante desde alguns anos, mas, recentemente, enquanto pedalava pela Avenida Hillburst, rumo ao estúdio, passou pelo quartel dos bombeiros, avistou o ruivo — dois dias atrás, ela bateu um papo com um dos outros bombeiros que falou que o nome dele era Conor — e teve um grande desejo de se debruçar sobre o guidão e exibir os resultados de todos aqueles exercícios de *utkatasana* feitos ao longo dos dois últimos anos.

Ela acredita que há uma enorme ligação entre o sexo e a ioga (bem, entre o sexo e *tudo*, mas quem percebe?) que muita gente não admite. Ela conhece bastante gente que vem para esculpir o corpo (ter uma aparência sexy), obter flexibilidade (melhor o desempenho sexual) e controle muscular (óbvio!). O namorado anterior ao Phil também acabou sendo uma merda (ator!), mas, depois de um mês frequentando as aulas de Lee, sua força de permanência aumentou drasticamente.

E se as pessoas não estão usando as aulas de ioga para melhorar suas vidas sexuais, usam como alternativa para o sexo, por exemplo, depois de um divórcio, um final tempestuoso de relacionamento (caso da Stephanie, ela acredita) ou um longo período de escassez. De que outra maneira pode-se explicar a popularidade das aulas de Gianpaolo? Seu sotaque italiano é tão pesado que fica difícil entender a maior parte do que ele diz. Mas, *cara*, como ele dá ajustes incríveis, principalmente em *paschimottanasana*, quando ele meio que se embrulha sobre suas costas, para que você possa levar a testa mais perto dos joelhos.

Há alguns tipos trágicos, como Brian Ereto, que chega à aula para exibir as roupas, mas acaba virando a piada do dia. A calça de *lycra* branca grita: *Eu levo ioga a sério, senhoras — e fiz circuncisão*. Ela acha que ele irá finalmente engrenar com alguém e (missão cumprida) parar de frequentar o estúdio ou perceber que ninguém está engolindo aquilo e partir para um estúdio grande e comercial, com uma atmosfera de bar de solteiros. É o que não falta nessa cidade.

É outra manhã perfeita e, já que ela tem alguns minutos antes da aula de Lee, de *vinyasa* intermediária, às nove e meia, ela dá duas voltas na quadra, esperando avistar Conor ou ser avistada por ele. Nada. Que pena. Ela está de vestido amarelo de algodão, o que cai muito bem com sua pele clara, e finalmente aprendeu a pedalar de saia (cuidadosa, mas não muito). Ela fica tentada a parar e arrumar a cestinha que tem na frente, para ver se Conor se aventura a sair, mas isso é óbvio demais. Ela disse a um dos caras que não ficaria desapontada se Conor entrasse em contato, então, talvez espere algo acontecer. E sempre haverá a hora do almoço.

Quando está trancando a bicicleta atrás do estúdio, ela vê Lee pela janela do escritório pegando o telefone de cabeça baixa. Katherine sempre desconfiou que houvesse algo errado nesse casamento, nunca caiu no senso comum de que eles eram um par perfeito. Como se isso existisse, não é? Ela tem bastante experiência, também já teve seu coração partido e viu o lado sombrio dos homens para acreditar em contos de fadas.

A verdade é que o casamento de Lee não é da conta de Katherine. Ela sabe disso. Mas, se não fosse por Lee, Katherine provavelmente ainda estaria se drogando. Ela ainda estaria trabalhando como acompanhante. Isto é, presumindo-se que ainda estivesse viva. Por um tempo, nem isso era certeza. O quanto Lee sabe sobre os detalhes *daquele* capítulo vergonhoso não está bem claro. Não que isso chegue a chocar. Apenas mais uma história sobre uma garota ingênua de Detroit rumo ao oeste, com ideias equivocadas sobre atuação e que termina "dançando", o que a leva a ser acompanhante, e passa a odiar a si mesma, se automedicar, culminando a um mergulho na autodestruição. Onde estaria ela, se não tivesse conhecido Lee? Se não tivesse sido bem-vinda ao estúdio, gratuitamente? Se Lee não tivesse emprestado o dinheiro para a escola de massagem? Mais objetivamente, onde estaria ela se Lee não tivesse demonstrado uma crença incondicional no talento de Katherine como curadora e em sua capacidade de se manter novamente limpa?

Na recepção, pelo número de sapatos ela percebe que a casa está cheia. Essa é a aula mais popular de Lee, mas isso é uma multidão, até mesmo para ela. Katherine entra em sua sala de massagem, tira o vestido, pendura no armário e pega sua velha camiseta e as calças de cadarço que comprou numa feira de rua, em Venice Beach. Ela se recusa terminantemente a aderir àquelas roupinhas da moda de ioga. Mesmo que secretamente deseje a praticidade desses trajes caros.

No balcão da recepção, ela se depara com Lee.

— Parece estar lotado lá dentro, Sra. Lee. Está disposta para isso?

— Mal posso esperar.

Katherine coloca a faixa na cabeça, não que ela realmente precise, com seu penteado atual. Seis meses atrás, um de seus clientes lhe deu um vale-presente para um corte de cabelo em Hollywood, imoral de tão caro, mas ficou parecendo que ela mesma tinha picotado os cabelos. Então, agora, é isso que ela faz. Tesoura, espelho e *voilà*. Fica ligeiramente punk, mas está bom para ela, além de ser meio surpreendente, com as roupas retrô e saias rodadas. Lee está com olheiras, ao contrário de sua aparência habitual. Está exausta? Ou andou chorando? Da forma mais casual que consegue, Katherine pergunta:

— Tudo bem?

Lee sorri:

— Um pouquinho distraída. Foi um negócio no colégio das crianças, na semana passada. E o negócio com o Alan também está pegando. — Ela desvia o olhar de Katherine e pergunta, com sinceridade suficiente para deixar Katherine de coração partido: — Você me acha uma boa mãe, não acha, Kat?

— Que história é essa?! Que tipo de pergunta é essa?! Quanto a Alan, ele está passando por aquele negócio de meia-idade, mas uma hora isso vai passar.

— Só estou tentando deixar minhas opções em aberto, só isso.

Isso parece se referir a algo específico, mas Katherine não faz ideia do que seja. Ela gostaria de perguntar, mas são nove e meia, e Lee jamais começa uma aula atrasada.

Se Katherine fosse pintora, ela faria uma série de retratos de pessoas em seus colchonetes, antes do início da aula. É inacreditável o quanto se pode dizer sobre a personalidade de alguém a partir só daqueles primeiros minutos. Ela tem certeza de que, se Bosch estivesse por aí, ele estaria pintando um pequeno microcosmo do mundo, com tantos tipos lotando um espaço tão pequeno.

Há cinco pessoas deitadas de barriga para cima, duas delas usando blocos como travesseiros, e uma com as mãos cruzadas sobre a barriga, na verdade, roncando (bem baixinho). Tina, do drama infinito das vendas, está sentada numa tensa pose de lótus, torcendo o pescoço de um lado para o outro, para ver quem mais está na sala e quanto espaço ela terá para fazer suas aberturas. Há um casal, que ela vê de vez em quando, com os colchonetes bem juntos, deitados de lado, com as cabeças apoiadas nas mãos, falando baixinho. Eles se conheceram ali, ele é casado e, se não estiverem tendo um caso, terão muito antes de conseguirem fazer a parada de cabeça. Pelo jeito que se olham, é fácil ver que se Lee começasse a aula meia hora atrasada, ou nem desse aula, eles nem notariam.

O Ereto está diante da sala, *de frente* para a turma, relaxando a parte inferior do corpo, impulsionando o quadril (e etc.) à frente. Uma mulher de *collant* roxo, que vem ao menos cinco vezes por semana, está "educadamente" pedindo a alguém para afastar o colchonete "apenas um milímetro", estampando um sorriso tão tenso que parece que vai quebrar. E dois caras que Katherine nunca viu estão executando uma série de saudação ao sol, de um jeito que diz "olhem para nós, vejam como somos incríveis". Um é baixinho e musculoso, o outro é magro, então, eles parecem um tipo de "o Gordo e o Magro". De que planeta eles vêm?!

Lee começa as coisas, como sempre, perguntando se alguém tem alguma lesão sobre a qual ela deva saber. A moça de *collant* roxo ergue a mão e, antes que Lee sequer perceba, ela já disparou.

— Não tenho certeza se pode ser considerada uma lesão, mas tenho notado uma pequena câimbra no meu pescoço quando acordo, sabe? É meio irritante e não sei se isso está relacionado, mas meu namorado veio morar comigo e agora estamos usando minha cama de casal. A mobília dele está no guarda-móveis, em Nova York, sabe? Estávamos planejando sua mudança para cá há anos e, finalmente, no mês passado ele veio! Oba! Tem sido tão legal tê-lo aqui. A princípio, eu não achei que gostaria de dividir minha casa...

— Parabéns — interrompe Lee, porém com doçura. — Vá devagar nos contorcionismos e olhe para baixo, para seu colchonete, quando eu estiver dizendo a todos que olhem para cima. Começaremos a partir daí. Mais alguma coisa?

— Eu fui à aula da Chloe, na última segunda-feira — alguém diz — uma voz anasalada, mas Katherine não consegue ver quem está falando. — E uma pessoa que eu nunca vi estava dando aula.

Katherine pensa nessa parte da aula como *asana* ótica, de tanto tempo que ela passa revirando os olhos.

— Era Melissa — explica Lee. — Ela veio no último minuto, pois Chloe teve uma emergência, um canal no dente. Você gostou da aula?

— Ela só fez três sóis A, no início da aula, e Chloe sempre faz cinco, então, eu fiquei meio desorientada. Quer dizer, não apenas na aula, mas o dia todo. Aquilo realmente me deixou meio maluca.

— Notei isso — acrescenta Tina. — Foi estranho.

— Sei lá... — continua a voz anasalada. — Acho que o estúdio deveria ter uma política de turmas mais padronizadas, para que a gente saiba *exatamente* o que está recebendo.

Katherine se pergunta por que Lee se dá ao trabalho de iniciar as aulas assim. Metade do tempo, as pessoas só querem discutir suas vidas particulares ou fazer observações irrelevantes ou reclamações dissimuladas. A maioria das pessoas que têm lesões verdadeiras fala com ela em particular, antes do começo da aula. Provavelmente, isso seja parte do desejo de Lee criar uma comunidade e, é verdade, realmente fazer com que as pessoas sintam que estão contribuindo com o que acontece na aula, com que se sintam parte do processo, mesmo que, em alguns casos, uma parte irritante.

— Melissa é uma professora maravilhosa — diz Lee. — Prefiro deixá-la, assim como os outros professores, decidir como quer dar suas aulas. Acho que é melhor esquecer as expectativas e tentar tirar o máximo que podem do que está sendo oferecido. De outra forma, vocês estão arriscando perder algo potencialmente ótimo. Estamos prontos para começar?

Quinze minutos depois do início da aula, Katherine tem uma daquelas experiências que classifica como "momento Katherine-deixou-o-prédio". Embora seja muito mais do que uma sensação de fuga. Ela está flutuando em algum lugar, acima do piso de madeira, sentindo uma combinação curiosa de desafio físico e liberação completa. É a magia de Lee. Ela iniciou a aula com uma série de saudação ao sol. Você nunca sabe por quanto tempo Lee fará a turma se manter numa posição, então, precisa deixar de lado a expectativa e as aulas passadas e se entregar à sua experiência. Katherine não contou as sequências, porém, na segunda, ela se sentia como se estivesse dançando e sua respiração fosse a música. Não a respiração *dela*, mas a respiração coletiva, da turma. Em alguns minutos, Lee consegue fazer trinta pessoas respirarem em uníssono. É uma experiência estranhamente poderosa e sensual. Ela tem um jeito de fazê-las se concentrar nos menores movimentos e ajustes do próprio corpo, enquanto ainda se sentem ligadas ao grupo todo.

As saudações ao sol passaram a uma série de posturas de guerreiro equilibrando a lança e, alguns momentos depois, eles estavam fazendo meia-lua. Foi durante esse exercício, quando a voz profunda e musical de Lee, com suas metáforas claras, fazia todos se curvarem cada vez mais fundo, que Katherine notou a mulher se exercitando ao seu lado e ficou chocada por não tê-la visto antes. Não havia dúvida quanto a ser Imani Lang, *a própria* Imani Lang. Não poderia, de forma alguma, existir duas mulheres no mundo que fossem igualmente deslumbrantes.

Mesmo estando ao lado de uma estrela de TV (a menos que, em decorrência dos fatos recentes na vida de Imani, ela tenha sido rebaixada a ex-estrela de TV), isso não impede que Katherine vá àquele lugar belo e estranho, onde ela não consegue pensar em nada, exceto no que está fazendo agora, saindo do tempo e deixando todas as suas preocupações de lado. É esse momento e a habilidade de Lee para trazê-la de volta, repetidamente, que a ajudaram se manter longe das drogas, lá atrás, durante a batalha, montanha acima. Agora é o que a mantém no caminho certo. Ela sente uma intensa combinação de felicidade, gratidão, respeito e outras emoções menos definidas que formam uma sensação de não haver nenhum outro lugar onde ela gostaria de estar nesse exato momento. A não ser talvez... não, ela nem conhece o ruivão. Aqui está perfeito.

Dez minutos após o início da aula, a calcinha de Imani começa a entrar na bunda e, na hora em que a professora os coloca de bruços, fazendo flexões para trás, ela não consegue evitar e puxa. Não foi uma ação muito bonita, porém, necessária. Da próxima vez — se houver uma — ela vai se lembrar de usar uma fio-dental. Se bem que só Deus sabe que problemas isso também pode causar. Na frente da turma, há duas mulheres que poderiam ingressar no Cirque du Soleil amanhã se quisessem. O que é aquilo que estão vestindo, ela se pergunta. *Monólogo interior muito espiritual,* ela pensa, e então decide parar com a crítica. Metade das pessoas da sala provavelmente está obcecada com a roupa íntima. A outra metade provavelmente está focada no cara lá da frente, que não está usando nada por baixo.

— Não se preocupem em erguer o peito — diz a professora. — Concentrem no impulso dos pés para trás, sentindo como vocês se erguem, suavemente, como se seus corações começassem a inchar de amor e compaixão.

Ela se aproxima de Imani e, ainda falando, suavemente move seus braços de uma forma que faz Imani sentir como se a parte superior de seu corpo flutuasse do chão.

— Você está indo muito bem — ela diz baixinho. Imani interpreta isso como se estivesse indo tão mal e fazendo movimentos tão desajeitados que fica óbvio que ela e esse colchão de borracha acabaram de se conhecer.

No fim, enquanto todos estão deitados no chão na posição de cadáver — imagem animadora —, Imani conclui que, se fosse avaliar a experiência, daria um C. Ou talvez um D, por "decepcionante". Como se ela precisasse de mais uma decepção.

O problema é que a turma é melhor do que ela esperava e, na verdade, ela está se sentindo bem calma e relaxada, o que significa ter de dizer às pessoas que a aconselharam a fazer ioga — Cameron, Drew, Becky Antrim — que estavam *certas*. Isso, sim, é decepcionante.

Quando todos começam a sair, ela fica deitada de barriga para cima e começa a fazer abdominais. Talvez haja algo anti-ioga em fazer abdominais. Azar. Além do mais, isso permite que ela passe despercebida. Ela detesta quando é reconhecida e alguém começa a fazer estardalhaço, e detesta ainda mais quando ninguém faz. É perder ou perder.

Desde que perdeu o bebê, oito meses atrás, e caiu numa justificada depressão, todos vêm dizendo: experimente ioga, experimente ioga, experimente ioga. Como assim? Como se isso fosse reverter seu aborto espontâneo? Isso a faz lembrar as imbecilidades que as pessoas diziam quando sua mãe foi diagnosticada com câncer no seio. Sua mãe deveria tomar chá-verde. Deveria parar de consumir açúcar. Ela já tentou aromaterapia? "Não é dor de cabeça", ela tinha vontade de gritar. "É câncer!".

Essa é a boa e velha Los Angeles. Todo mundo tem resposta para tudo, e ela gostaria que ao menos uma vez não viessem com esse papo furado de magia *new age*. Não há nada que ela ame mais do que ouvir conselhos sobre uma cura de câncer por ervas e os horrores da profissão médica *legítima* (*A Medicina convencional é desumana!*) de alguém cujos rosto, corpo e dentes indicam já ter passado mais tempo em hospitais do que o Dr. House.

Ela já chegou a cem abdominais e não vai parar até fazer mais cem.

Outra coisa é o Silver Lake. Ela nunca tinha estado ali, embora more perto, em Los Feliz. Porém, duas semanas atrás, quando perambulava de carro, como passou a fazer há um mês e pouco — as tardes podem ser surpreendentemente longas quando você não está trabalhando e seu marido é médico —, ela seguiu nessa direção. Ela ficou chocada pela atmosfera descontraída, uma combinação doida de novos *hippies*, *rock 'n' roll* antigo e aquele frescor da Califórnia, tudo misturado nos cafés nas calçadas, nos brechós e uma inexistência surpreendente de rede de lojas. Todo mundo parecia estar dando uma volta como ela, porém com menos culpa. Ela fez uma anotação mental ao passar por um estúdio de ioga. Talvez seja disso que ela precise. Um lugar fora do caminho, onde todo mundo é descontraído e espalhafatoso o suficiente para garantir uma pequena classe de excêntricos que nunca assistem à TV e não a reconheceriam dos dias gloriosos da série *X.C.I.A.* Errada outra vez. A sala estava abarrotada, metade dos alunos parecia ter saído da capa do *Jornal da Ioga* ou da *Vogue*, e alguns olharam duas vezes e cochicharam quando ela entrou. Tudo bem, ela ainda gosta disso, mas não quando está prestes a fazer papel de babaca, tentando se apoiar sobre a própria cabeça (quem poderia imaginar que ela teria tanta facilidade?)

Lá fora, na recepção, a aglomeração diminui, mas a beldade com o penteado preto repicado e as tatuagens tribais no bíceps que estava se exercitando ao seu lado ainda está ali, papeando com um grupinho, incluindo a professora. Que também é uma beldade, Imani tem de admitir. Ela tem cabelos loiros escuros e uma bela estrutura óssea, além de uma inteligência e gentileza que irradiam.

A garota da tatuagem se apresenta — Katherine — e é tão amistosa que Imani nem se importa quando ela diz:

— Eu logo a reconheci. A propósito, bela *padangustasana*.

Diante disso, Imani não consegue evitar sorrir.

— Pada o quê? — diz ela. Metade das posições tinha nome de animal, e o restante nessa língua pretensiosa, que obviamente era sânscrito. Ou tinha a intenção de parecer sânscrito.

— Peraí, você não quer dizer que essa foi sua primeira aula, não é? — pergunta Katherine.

A incredulidade na voz dela talvez seja a coisa mais lisonjeira que Imani ouviu desde que o crítico do *L.A. Times* se referiu a ela como "Halle Berry — se Halle Berry soubesse atuar".

— Pois é.

— Oh, Meu Deus! Você é incrível! — Isso veio da baixinha de cabelos castanhos que emana vibrações "*wannabe*". Obviamente, é uma produtora iniciante. — Você nasceu pra isso. E eu posso lhe dizer: as noites de quinta-feira são uma droga desde que você saiu do *X.C.I.A.* Sou Stephanie e essa é Graciela, uma dançarina incrível.

— Quando não estou de molho — completa a dançarina.

— Estamos trabalhando nela — explica Stephanie. — E amanhã, Katherine ficará especialmente trabalhando nela.

Katherine faz alguns gestos exagerados, como um cientista maluco amassando pão. Sem dúvidas, é massagista. Com essa aparência, ela certamente ganha gorjetas excelentes.

Stephanie continua:

— É engraçado vê-la aqui. Eu estava conversando com David Caruso, alguns dias atrás. Ele foi tão bem naqueles episódios de seu programa. Ele está doido para trabalhar num projeto que estou montando.

— Aham — Típica produtora-mirim. Isso se traduz em: *Eu tenho implorado para que o agente de Caruso leia uma porcaria de* script *que vem passando de mão em mão nos últimos cinco anos*. Ainda assim, há algo atraente na mulher, a menos que seja uma sensação de ligação, por ter passado pelos mesmos ossos do ofício.

Imani está ligeiramente decepcionada porque a professora não lhe disse nada. Ela sempre foi meio que a queridinha dos professores, algo que evoluiu para um desejo de agradar os diretores, lucrar para seu agente e ser a melhor paciente do médico. Dois de três não é ruim. A professora de ioga entrou atrás do balcão da recepção e parece preocupada. Quando Imani cruza seu olhar, ela sorri e diz:

— Você fez um ótimo trabalho. E detesto ter de dizer, mas acho que tem um cara lá fora com uma câmera, à espreita. Imagino que seja por sua causa.

— Ai, merda. Não achei que isso aconteceria por aqui.

Ela sempre teve um caso de amor e ódio com os *paparazzi*. Do alto de seus dias em *X.C.I.A.*, quando tudo era relativamente novo, ela de fato adorava a atenção. O ruído dos *flashs* era como uma música de fundo empolgante e, subitamente, a vida era um filme empolgante. E ela era a estrela. Realmente tinha chegado lá e quem poderia imaginar que *isso* aconteceria?

Mas quando perdeu o bebê e eles continuaram a vir atrás dela — no hospital, chorando, ao sair do consultório de seu terapeuta —, ela começou a pensar neles como abutres. "Por favor", implorava ela, "deixem-me em paz!". Mas é claro que isso só piorava as coisas. Era motivo a mais para eles fotografarem. O lado sombrio do sonho de Hollywood, outro clichê com o qual ela havia se deparado. Foi uma das razões para voltar ao Texas, passar um mês com a família, deixando Glenn sozinho, em L.A. Quando voltou, ela jurou que nunca mais os deixaria afetá-la. Seu agente deu a entender que um pouquinho de atenção dos tabloides talvez pudesse ser útil no momento. No mínimo, faria com que as pessoas falassem dela. Mas a última coisa que ela quer é ser fotografada depois de ter suado tanto. E sem maquiagem.

— Onde está seu carro? — pergunta Katherine.

— No alto da rua. Não terei como passar por ele.

— Temos os nossos segredos — diz ela, pegando a mão de Imani. — Vem comigo!

Ela conduz Imani até o lado de fora, pelos fundos, e começa a destrancar uma bicicleta rosa de um poste. — Siga direto por esse beco, contorne o quarteirão e entre à esquerda, no Midnight Café. Dê sua mochila para mim e a chave de seu carro e eu a encontrarei na frente da galeria de arte, ao lado do florista.

— O lado bom — diz Imani — é que sou melhor de bicicleta do que na ioga.

— Na qual você é ótima.

Só depois de começar a pedalar, Imani percebe que acabou de entregar sua mochila — com sua carteira dentro — e a chave do *carro* para uma pessoa totalmente estranha. Ela começa a rir. Louca, louca. Por algum motivo, ela confia em Katherine mais do que em qualquer outra pessoa nos últimos tempos. Ela parece uma daquelas garotas malvadas regeneradas, que realmente são as pessoas mais honestas que você pode encontrar. A bicicleta é incrível, uma combinação de relíquia da infância com os modernos e eficientes modelos de luxo. Talvez foi Katherine quem realmente tenha botado a mão no fogo, ao dar a chave de seu cadeado para ela. Simplesmente não há como se sentir deprimido pedalando uma bicicleta rosa. Talvez ela não volte à aula de ioga, mas provavelmente deve rever essa nota D ao seu dia. Ele está rapidamente se transformando em B+.

Katherine tem de admitir que foi bem emocionante tramar com *Imani Lang* e depois dirigir o carro de *Imani Lang* pelo quarteirão. Ela não aparece na TV há quase um ano (Perez Hilton tinha muitos detalhes sobre o aborto espontâneo), mas continua maravilhosa, e eles não recebem muitas celebridades no estúdio. Será que o fato de estar deslumbrada torna Katherine fútil e fascinada pela estrela? Bom, não só isso, mas... Os tabloides sempre retrataram Lang como uma megadiva de personalidade de ferro. Nem tanto. Ela parecia uma criança quando Katherine elogiou suas posições. Certamente um exagero, mas tudo tem que ter um ponto de partida.

Katherine tem um cliente ao meio-dia, para uma massagem com pedras quentes, um policial que está sempre fazendo piadinhas com essa história de "quente". Mas ela tem a impressão de que ele está forçando um pouco a barra, que, na verdade, é um gay enrustido. Pelo menos, ele não dá em cima de verdade. Ela segue de volta ao estúdio, em vez de circular o quarteirão novamente para procurar Conor. "Ele se mudou para cá há um mês", disse um dos bombeiros, rindo, ontem. "E não, ele não tem namorada." "Eu não perguntei", retrucou Katherine. "Acredite", ele disse, "perguntou, sim".

Mais adiante, na rua do estúdio, ela vê o Gordo e o Magro entrando num carro. Aqueles mesmos que estavam se exibindo no aquecimento antes da aula, há pouco. Ao fecharem a porta, ela vê o adesivo da YogaHappens na lateral do carro (um carro elétrico, só podia). Ela sabia que tinha algo suspeito naqueles dois. O jeito presunçoso como eles se flexionavam fazendo as *paschimottanasanas*, o exibicionismo na respiração *ujjai*.

A YogaHappens é a Starbucks dos estúdios de ioga, uma corporação que está rapidamente engolindo os pequenos estúdios ou forçando seu fechamento com a concorrência.

Katherine bate na porta do escritório de Lee e entra apressada, zangada demais para formalidades.

— Sabe aqueles dois caras exibidos que estavam do lado direito do estúdio hoje? O alto e o baixo, perfeitos em tudo? Achei que eram meio Stepford Yogi. Adivinhe de onde são? YogaHappens! Dá pra acreditar? Provavelmente são olheiros, procurando algum negócio para destruir. Por que simplesmente não mudam de nome para Walmart e acabam logo com isso? Jesus.

Lee cai na gargalhada, algo que Katherine não esperava.

— Eu sinto como se estivesse assistindo noventa minutos de respiração ir ralo abaixo.

— Estou exagerando? Você sabe como eu fico. Mas eu detesto como essas redes grandes chegam e transformam tudo em *negócio*. E aquela logomarca deles? O que é aquilo? Parece um peitão enorme, provavelmente uma mensagem subliminar. Você tem que deixá-los entrar, se voltarem?

Subitamente, Lee não está mais sorrindo. Na verdade, ela parece ofendida.

— Desculpe, Lee. Apenas me ignore.

— Não é isso, Kat. — Ela passa as mãos pelos cabelos. — Eu os convidei para a aula.

— Você *o quê*?

— Pode, por favor, fechar a porta?

Katherine fecha e senta de frente para a mesa de Lee, com uma sensação ruim. Nunca é uma boa ideia presumir que você está na mesma sintonia que outra pessoa. Não é boa ideia presumir *nada*: uma lição que ela já deveria ter aprendido a essa altura.

— Eles entraram em contato, alguns meses atrás. Ouviram falar de mim e queriam que eu "fizesse um teste" ou algo maluco do tipo. Não dei muita atenção.

Vá direto ao assunto, Katherine tem vontade de dizer. Ela sempre detestou rodeios, independentemente do quanto seja necessário para a trama.

— Por favor, não faça essa cara, Kat. Só estou tentando manter minhas opções em aberto, está bem? Tenho dois filhos e a escola deles está a um passo do desastre.

Katherine sempre odiou a forma como as crianças se dão bem em tudo. O que ela deve dizer diante disso? *Esqueça-os? Eles sobreviverão? Eu frequentei escola pública — em Detroit — e me dei bem — assim que larguei a heroína.* Katherine tem vontade de lembrar Lee que seu plano era trabalhar *com* a escola, não abandoná-la, porém, desse jeito, diante de sua mesa, Katherine subitamente percebe que tem a ver com Alan e tudo que está rolando com ele, não só com as crianças. E Lee pendurou uma placa escrito "Perigo: Mantenha Distância" diante dessa parte de sua vida.

— Ainda é ioga — diz Lee. — Não são ruins; apenas têm uma ideia diferente de conduzir um negócio.

— É, pesquisa de *marketing*, aulas pré-moldadas e comprar, comprar, comprar. Você não sabe o quanto é especial, Lee? Você salvou minha vida. Pelo menos metade das pessoas que vêm aqui se sente da mesma forma, mesmo que os motivos não sejam tão dramáticos. Eu sei que isso significa algo pra você.

— Eu continuaria a dar aula. Esse é o acordo.

Acordo? As coisas já foram tão longe assim? Kat retruca:

— Em seis meses, eles já a colocarão dentro do jogo deles, eu posso garantir. Eles têm quarenta e cinco estúdios daqui até São Francisco, planejam cobrir o território nacional e têm advogados suficientes para passar por cima de você. — Tudo bem, ela está provocando, mas a essência do que está dizendo é verdade.

— Preciso pensar em Alan — continua Lee. Katherine sabia que isso surgiria. Filhos e maridos. Que combinação imbatível. — Ele está interessado nisso há muito tempo. Talvez haja algo para ele também. Estou apenas investigando as opções, está bem?

Katherine levanta e abre a porta.

— É seu estúdio, Lee. A decisão é sua. Eu só fiquei mal-acostumada em me sentir parte da família.

— Estou sondando, Kat. Eles também. Querem ver nossa contabilidade, ver quanto realmente estamos faturando.

— Tenho certeza de que vão se divertir vendo seu sistema de arquivo — ela diz. — Tenho um cliente em alguns minutos.

Quando ela está fechando a porta, Lee diz:

— Quase esqueci...

Katherine volta ao escritório.

— Manda.

— Você recebeu uma ligação enquanto esteve fora.

— Para marcar hora?

— Não. Um recado de um cara chamado Conor. Ele pediu pra dizer que gosta da sua bicicleta.

— A galera desse projeto está nas alturas — diz Stephanie. — O romance recebeu as críticas mais incríveis do ano, todos estão comparando o autor com o jovem Bret Easton Ellis, e o *próprio* autor está trabalhando no roteiro. Tem amor, tem Las Vegas e tem pôquer. O que mais se pode querer?

O produtor, Lon Borders, é um belo jovem de cabelos lisos e claros e pele sardenta, que vai deixá-lo no grupo de risco para alguma doença quando ele chegar aos quarenta anos. Stephanie sempre teve uma queda por caras com essa pinta — corpo de nadador e pele esturricada, não que ela tenha passado perto da praia nos últimos doze meses, desde que ela e Preston terminaram. (*Cheeseburguer, cheeseburguer*, ela silenciosamente entoa, como sempre faz quando Preston surge em sua cabeça.)

Lon produziu alguns filmes medianos de terror que fizeram dinheiro, mas *Alô, Linda!*, um sucesso *indie* de dois anos atrás, foi o que o colocou na patota da Paramount. Garota americana vai para Tóquio e participa de concursos japoneses de beleza. *Não* mereceu as duas indicações que recebeu, mas foi bonitinho e bem mais inteligente do que a maioria dos filmes do gênero. Ele seria perfeito para esse projeto. Ele é inovador e precisa fazer algo que pegue ligeiramente mais pesado. Outra razão para ele ser perfeito? Ele é o último produtor de alto nível na lista de possibilidades de Stephanie. Se ela não conseguir fisgá-lo, terá de mudar para o "modo desesperado" e começar a trabalhar com investidores particulares e concessões do Canadá e de todos os lugares improváveis que possa pensar. Não era a forma como ela planejava passar a primavera — sem mencionar o próximo ano e meio. Ela está perdendo o gás exatamente no instante em que mais vai precisar.

Stephanie escolheu o livro *Above the Las Vegas Sands*, bem próximo à época em que ela e Preston terminaram. Ela pagou mais do que deveria, mas havia muito interesse, e foi uma questão de orgulho. Preston havia lhe dito que ela jamais conseguiria os direitos autorais. Ele tinha acabado de vender um roteiro e ela fora cortada do treinamento de Christine Vachon.

— Nossas carreiras estão seguindo direções diferentes — ele disse. — Não quero que um atrapalhe o outro. — Totalmente cretino.

Mas ela lhe mostrou (*cheeseburguer*), mesmo tendo infringido a regra número um e pagado do próprio bolso. Quase todos os cento e cinquenta mil dólares que herdou da mãe. Isso que é apostar todas as esperanças numa tacada só. À época, ela estava deprimida. E embora tenha quase certeza de não ter feito a oferta enquanto bebia, ela não consegue lembrar bem do processo todo, que culminou num preço tão alto.

A assistente de Lon é uma moreninha que parece ter se formado ano passado no colégio. Ela está supostamente fazendo anotações em seu *notebook*, concordando com tudo que Stephanie diz, olhando avidamente, de olhos arregalados. Stephanie não se surpreenderia se descobrisse que, na verdade, ela está respondendo *e-mails*.

O único que parece engajado é Brady, um cara alto e magro, de jeans e cabeça raspada. Ele fez alguns comentários que indicam que de fato leu o romance antes da reunião. Imagine só. Ele claramente compreende o livro e percebe como pode se transformar em um filme maravilhoso. Pena que ele obviamente não tem poder algum.

Lon, o tipo nadador, tamborila os dedos e dá uma olhada no relógio. Um pequeno gesto que diz muito.

— É duro trabalhar com romancistas que adaptam seus próprios livros — ele afirma. — Digo por experiência própria.

Não brinca. A forma como ela conseguiu pegar o livro foi superando o lance de Christine Vachon, prometendo ao autor que ele próprio poderia escrever o roteiro, tipo toma-o-adiantamento-e-deixa-isso-pra-lá. No fim da contas, ele provou ser uma diva mimada, um tipo que ela conhece bem da época em que estudava escrita criativa, em Iowa. Ele apareceu com cinquenta páginas que eram basicamente os capítulos de abertura do romance, com pontuações diferentes.

— Acho que esse material realmente agradaria Diablo Cody — diz o careca Brady. Deus o abençoe.

— Eu já lhe mandei o livro — diz Stephanie. — Ela prometeu que o leria esse fim de semana.

Stephanie falou com o agente de Cody dois meses antes e ele disse que Cody está com projetos agendados pelos próximos dois anos e não pode nem olhar para mais nada. Um Oscar consegue fazer isso. Mentir dessa forma é insensato, mas é o orgulho erguendo sua cabeça perigosa novamente. Dá a sensação de que Lon está desperdiçando o tempo dela, provocando-a, pois curte vê-la encenando, vendo-a suar, deixando que ela acredite que ele *talvez* se interesse se ela passar por todos os obstáculos. Ela já viu essa dinâmica muitas vezes. Desde a recessão, em Hollywood, há aproximadamente quarenta e três mil duzentos e sete *freelancers* como Stephanie circulando pela cidade, tentando frear em algum lugar, a maioria derrapando. Ela sabe disso, Lon sabe disso, mas eles ainda precisam fazer essa dança.

Mas, por outro lado, ele *pode* estar interessado. Não se pode fechar portas.

— Não é só isso — ela diz, improvisando —, mas eu estava falando com a Imani Lang outro dia — nós frequentamos o mesmo estúdio de ioga —, e ela é uma grande fã do livro e está doida para interpretar a cantora.

— Achei que ela tivesse abandonado o ramo — diz Lon, secamente, abrindo uma gaveta distraído.

A fofoca desperta a jovem assistente, que despeja um monólogo sobre Imani (pode-se colocar aspas em volta dos fatos que ela tagarela), com histórias que Stephanie não sabia. Ela é casada com um cirurgião pediátrico e pediu demissão de *X.C.I.A.* por sugestão dele, quando engravidou. Então, veio o aborto espontâneo, que se tornou algo público demais, e a tão divulgada depressão. Pensando bem, Imani seria, sim, perfeita para a cantora, um personagem com tantos altos e baixos que poderia até existir um brinquedo na Disney com seu nome.

— Interessante — diz Lon. — Mas Imani não pode protagonizar um filme.

— Ela tem uma voz incrível — diz Stephanie. Quem dirá que não? — Ela originalmente queria ingressar na música. Seria perfeita para a trilha sonora e para o clipe. De qualquer forma, *Vegas Sands* é uma obra completa.

Ela decide levantar antes que Lon o faça. Quanto mais pensa a respeito, mais empolgada ela fica. Mesmo que o autor seja um pé no saco, o romance é brilhante e *vai* ser um filme incrível. Se Lon não está interessado, ela não vai perder nem mais um minuto ali. Não se pode fechar portas, mas sair pelos fundos.

Conforme o careca Brady a acompanha pelo corredor, ele diz:

— Isso tem um potencial fabuloso. Vou falar mais um pouco a respeito com Lon.

— Obrigada — responde Stephanie. — Agradeço. Tem o tipo de personagem que deve atrair um elenco ótimo. E, acredite, nós podemos fazer algo barato.

— Você não precisa me convencer. A propósito, eu e meus amigos adoramos *Silver Linings*. Assisti quatro vezes.

Ela não consegue deixar de pensar se isso é verdade, porém, por que não levar do jeito mais fácil e acreditar que é? "Pare de julgar e comece a sentir", Lee disse, semana passada, na aula. "Qual seria a sensação se nós simplesmente aceitássemos as coisas como são, em vez de julgá-las?"

Ela não vai deixar transparecer em seu rosto, mas ouvir Brady falar do filme facilmente a faz lacrimejar. *Silver Linings* foi lançado cinco anos atrás, um filme simples e inteligente, sobre uma família problemática. Ela levou o projeto ao produtor e, embora não tenha ganhado nada, recebeu o crédito de produtora. O filme fez grande sucesso no Festival de Sundance e, se você acredita em críticas, grande parte disso foi devido ao trabalho não creditado que ela fez no roteiro. As cenas que ela reescreveu de ponta a ponta são sempre as elogiadas.

Infelizmente, toda a empolgação, todo o prestígio e todas as promessas foram seguidos de muita mágoa com distribuidores, negócios que não se materializaram e uma exibição em circuito comercial que nunca decolou. Foi através do filme que ela conheceu o Sr. Cheeseburguer. Ainda assim, *Silver Linings* continua a lhe abrir portas, só que não tanto como foi um dia.

Lá fora, o sol está brilhando demais e há algo seco e sufocante no ar. Nessa manhã, ela acordou com dor de cabeça e trabalhou sua psique para acreditar que essa reunião com Lon modificaria sua má sorte, mesmo sabendo que as chances eram poucas. Ela adora estar nos estúdios da Paramount, sempre adorou. É um tesão. A menos, claro, que você tenha tomado um pé na bunda. Porque, aí, todos os detalhes hollywoodianos — os prédios de estuque, os carrinhos de golfe — começam a lhe dar nos nervos.

Seu carro está uma fornalha e, ao ligar o ar-condicionado, ela ouve aquele barulhinho estranho que vem escutando nas últimas semanas. Como se ela precisasse de outro gasto. Segundo cálculos cautelosos, ela pode viver com suas economias por mais dois meses. Se for cuidadosa. Depois disso...

Mas ela não tem certeza do que acontecerá depois, e não vai ficar maluca pensando a respeito. Ela *vai* conseguir o dinheiro. Vai fazer esse filme. Vai mostrar pro... *Cheeseburguer, droga!*

Stephanie deveria encontrar Graciela essa tarde, mas se ela pegar algum congestionamento provavelmente chegará atrasada. Ela nem tem certeza se comeu alguma coisa hoje. Estava nervosa por causa da reunião, correndo de um lado para o outro. Por mais estranho que pareça, não está com fome. O que realmente gostaria é de um drinque. Não muito longe dali, há um restaurante que serve ótimas saladas e uns coquetéis espumantes e divertidos que você pode fingir que são *smoothies*.

Mas conforme segue pela Melrose, toda a luminosidade do sol começa a incomodar e ela sente a dor de cabeça chegando outra vez. Decide seguir rumo ao Boulevard Santa Monica e volta direto a West Hollywood. Ela tem uma lista de uma dúzia de nomes de gente sem referência, mas com alguns dólares extras para comprarem seu ingresso na indústria cinematográfica. Ela jamais imaginou que precisasse se rebaixar tanto, mas a vida é assim. Tem mais é que se jogar. Ela vai comprar uma garrafa de vinho, seguir para casa, puxar as cortinas e começar a dar telefonemas.

Lee encara como um sinal positivo quando Alan concorda em ir à galeria para a estreia da exposição de Garth. Ela não tinha como deixar de ir, pois vê Lorraine na escola quase todos os dias, e se tivesse que ir sozinha seria humilhante, porque daria início a boatos e fofoca. Ao menos assim eles mostrarão uma aparência de estabilidade doméstica. Ela fica surpresa que isso importe para ela — a aparência —, porém, nesse momento, importa. Desnecessário fazer essa mudança temporária de Alan parecer aos amigos algo mais importante do que é.

A noite da estreia está tão fresca e linda que, quando Alan chega, eles resolvem caminhar. Outro sinal positivo. Eles só devem levar uns trinta minutos. Barrett, uma das estagiárias do estúdio, concordou em ficar de babá dos gêmeos. Barrett está no último ano da faculdade, estudando pedagogia. Era ginasta até alguns anos atrás, quando sua idade ultrapassou o limite para o esporte e ela tomou a sábia decisão de mudar para ioga. Ela pratica com outra ginasta que se tornou iogue e tem uma prática bem impressionante (talvez um pouco atlética *demais*). Algum dia, ela pode se tornar uma ótima professora. Os gêmeos gostam dela. Lee também gosta, embora nem sempre confie nela. Às vezes, Barrett demonstra ter inveja da vida dos outros — da sala de massagem de Katherine, da habilidade de ensino de Chloe —, de um jeito que deixa Lee desconfortável.

— Katherine descobriu sobre o pessoal do YogaHappens lá no estúdio outro dia — ela diz a Alan enquanto eles caminham descontraidamente.

— Vai se espalhar pelo estúdio todo em uma semana — diz Alan.

— Ela é a pessoa mais discreta que conheço — retruca Lee. — Eu nem pedi que ela não comentasse. Está subentendido.

— Está subentendido até que ela resolva tagarelar — ele diz. — Gente como ela melhora, Lee, mas não muda.

Lee resolve manter a boca fechada. Alan tem trinta e quatro anos, é dois anos mais novo que ela. Ele está rondando a indústria musical desde que tinha vinte anos. Embora seja um cara completamente careta, não há dúvidas de que andou com um bom punhado de bebedores e drogados, mas o fato de serem *músicos* de alguma forma justifica, na mente dele, o abuso dessas substâncias, mesmo quando se trata de um vício. O fato de serem homens também ajuda. No meio que Alan frequenta há muita discriminação sexual — um clube do Bolinha — e ele, assim como alguns dos caras com quem toca, tem um ressentimento oculto das mulheres que ganham a atenção que ele julga merecer. O velho argumento de que mulheres não são *verdadeiras* guitarristas — como assim? —, como se alguém tocasse guitarra com o pênis! (Contrariados, eles admitem que mulheres às vezes podem ser verdadeiras pianistas e, é claro, violinistas). Se Katherine fosse homem, ele seria mais compreensivo sobre seu passado e sua transformação.

— Há muitos sentimentos ruins sobre a tal da YogaHappens — ela diz. — São excessivamente corporativos e agressivos.

— Isso tem a ver conosco, Lee. Não com Katherine. É bom para nós dois.

Ela fica contente por ele estar falando dos dois como um casal.

— Vamos aproveitar essa noite — ela diz. — E, falando em discrição, eu realmente gostaria que você não mencionasse nada sobre nossa situação atual.

— Você bem que podia me dar um pouquinho mais de crédito — ele rebate.

— Como vai indo o trabalho com as músicas? — ela pergunta.

— Jesus, Lee. Você soa tão desconfiada ao perguntar isso. Como se presumisse que as coisas não vão bem.

— Não estou presumindo nada. Só perguntei como vai indo o trabalho.

— Está no seu tom de voz. — Ele se afasta ligeiramente dela. — E está indo otimamente bem. Terminamos três músicas. Uma delas é perfeita para a trilha sonora de um *reality show*. O agente de Ben logo irá enviá-las.

Mal posso esperar para ouvir.

Ele sacode a cabeça levemente, outro sinal de que se ofendeu novamente pelo tom. Talvez ela realmente tenha revelado algo. Quando ouve as músicas de Alan, ou lhe assiste se apresentando, ela vê e ouve o talento, não há dúvida, mas também tem uma forte sensação de que falta algo crucial. Talvez ele também saiba disso e esse seja o motivo para ser tão defensivo. Talvez seja melhor ficar quieta.

A galeria fica perto do centro de Silver Lake, numa antiga loja de cortinas que foi pintada de branco do chão ao teto e está, se você acreditar em Lorraine e Garth, se tornando uma das mais importantes galerias de um bairro conhecido por seus artistas. Lá dentro há uma aglomeração de trinta e poucas pessoas, a maioria segurando taças de vinho, usando jeans e estilosos vestidinhos estampados, ouvindo.

O dono da galeria está no meio da apresentação de Garth quando eles entram. Ele é um homem gorducho, com óculos pretos imensos que cobrem metade de seu rosto.

— ... Então, estamos presos a esse miasma de malignidade terciária. A questão não é *se* o artista reage, mas *como*. E a maneira de Garth é contextualizar a incumbente... voluptuosa... *solenidade* da ardência atual. Por isso essa série de pinturas é tão importante, não apenas pelo conjunto da obra mas também por nossa própria existência. O *noivado* malévolo que todos sentimos ao olhar seu trabalho torna possível dizer: *Sim*.

Surge um aplauso superficial e educado, então Garth é apresentado. Ele e Lorraine estão usando roupas idênticas — camisa azul-marinho para fora do jeans branco. E Birdy, em pé, ao lado deles, está com cores combinando. Garth ergue as mãos e deixa a cabeça cair. Ele é um homem bonito, provavelmente com quarenta e tantos anos, de cabelos grisalhos, grudados na cabeça com gel.

— Estou realmente lisonjeado pelas palavras do Tony — ele diz. — Obviamente não mereço isso tudo, mas — ele joga as mãos para o alto — se esse trabalho mantém o planeta girando em sua órbita, ao menos dez segundos a mais, já fico feliz. Sou grato a todos vocês por virem e me darem a oportunidade de comovê-los de uma forma pequena, bem pequena, com esse trabalho. Agora, pelo amor de Deus, vamos nos divertir!

Lee às vezes se pergunta se o problema é sua própria incapacidade de apreciar arte. Em estilo, a pintura de Garth está em algum lugar entre David Hockney e pornografia *gay*. Azuis e verdes californianos, muita água e muitos corpos masculinos. A série de vinte e poucas pinturas representa (claro) o nu de Garth, numa variedade de posições — virado para cima, para baixo — numa espreguiçadeira de jardim. Ela não tem certeza do significado de "noivado malévolo", mas está bem certa de que não é a combinação de constrangimento e leve repulsa que sente quando olha as pinturas. Como será que Lorraine interpreta todas as imagens vívidas da bunda dele, que parecem convites? E quanto a Birdy? Ela está com um vestido de renda branco e chinelinhos azuis-marinhos, olhando para uma pintura, enquanto o pai se agacha ao seu lado, apontando para umas coisas na tela. Tomara que seja uma palmeira.

Quando ela diz isso a Alan, ele revida:

— Não seja tão puritana, Lee. Você fica ao redor de corpos o dia todo. Você queria ser médica.

— Não é a nudez — ela explica baixinho. — É o fato de ter que fingir não ver e ficar comentando a malignidade sei lá de quê.

— Um minuto atrás, você tava me pedindo para fingir que não me mudei.

Lorraine se aproxima e abraça os dois. Ela está com cheiro adocicado de limão, não como se estivesse usando perfume, mas como se seus cabelos e sua pele dourados estivessem exalando essa fragrância adorável.

— Estamos *tão* contentes por vocês terem vindo — ela diz. Novamente, é a ênfase que ela dá às palavras que faz Lee achar que ela sabe ou desconfia de algo. — O trabalho não é incrível? A exposição está causando sensação. Você está maravilhoso como sempre, Alan. Não o perca de vista, Lee.

Embora Alan seja (merecidamente) convencido por sua aparência, ele começou a demonstrar tristeza por jamais ser elogiado por algo além disso. As pessoas nem perguntam mais o que ele está fazendo musicalmente. Lee não diria nada, mas, às vezes, ela pensa se isso não é o fato dos amigos educadamente não tocarem na ferida, já que ele frequentemente reage da forma hostil como fez com ela.

— Tem algumas pessoas doidas para conhecê-la, Lee. Todas querem começar a fazer ioga.

Lee pega seu copo de vinho e a mão de Alan e segue Lorraine. Há um grupo de três mulheres, de provavelmente quarenta e poucos anos, em pé, próximo ao fundo da galeria, rindo ruidosamente, provavelmente meio bêbadas. Lorraine apresenta Lee e a primeira coisa que uma delas diz é:

— Você bebe?

— Moderadamente — diz Lee.

— Mas que engraçado. Achei que vocês, professores, fossem tão *puros*.

Iiih. Lee pôde ouvir uma ponta de subestimação na voz dela, como se Lee tivesse acabado de dar um sermão sobre temperança por horas.

— Acho que depende de como você define pureza — diz Lee. Ela adoraria contar que tem um maço de cigarros escondido no porta-luvas, mas prefere que Alan não saiba disso. — Esse é Alan, meu marido.

— Ora, mas *ele* não parece tão puro.

— Alan é músico — conta Lee. — E compositor.

— Que interessante. Algo que eu já tenha ouvido?

Essa pergunta é sempre uma bofetada em Alan. As pessoas o consideram profissional somente se já ouviram algo que você compôs tocando nos alto-falantes do mercado. Lee fala o nome de uma música que foi usada nos créditos finais de um filme, cinco anos atrás.

— Não conheço — responde uma das mulheres.

Foi um grande sucesso entre os jovens, Lee tem vontade de dizer, mas isso é bem malicioso e, infelizmente, não é verdade.

— Você se preocupa — pergunta uma mulher com pulseiras — que esse "negócio" de ioga possa morrer, em um ou dois anos, como aconteceu com aquela moda da ginástica aeróbica?

De novo esse papo.

— Essa prática já está por aí há milhares de anos — diz Lee —, então superou a Jane Fonda.

— É mesmo? Eu ouvi dizer que os indianos bolaram tudo depois de assistirem aos soldados britânicos fazendo exercícios calistênicos. Eu plantaria bananeira feliz da vida se isso me deixasse parecida com vocês dois. Vocês estão em *tão* boa forma.

De alguma maneira, a mulher faz o comentário parecer obsceno. Lee tem bastante familiaridade com esse tipo de coisa, ser tratada com inveja e, ao mesmo tempo, como se fosse uma maluca. É bem fácil de ignorar e ao menos a condescendência em relação a ela equilibra um pouquinho a pontada que Alan provavelmente está sentindo agora.

— Aposto que isso é bom para o *casamento* de vocês — diz uma outra, com malícia.

— Vocês são bem-vindas ao estúdio, quando quiserem — responde Lee. — Experimentem. Tragam seus maridos.

— Essa é boa — diz uma delas. — Seria a mesma coisa que mandar ele vestir uma roupa de balé!

Lee sorri e pega a mão de Alan. Eles vão até Birdy e Garth e o cumprimentam pela exposição. Ele passa os braços ao redor da cintura de Lee, de um jeito que deixa todos desconfortáveis.

— Você gosta da incumbente ardência? — ele pergunta.

Lee não diz nada, e Garth pisca.

— Isso é só *showbiz*, pessoal. Tem que se pagar as contas, de alguma forma. Nada vende mais do que se vender!

Lee fica aliviada. Essa é a primeira vez que ele deu algum sinal de saber como soa o papo pretensioso sobre seu trabalho. Na verdade, é a primeira vez que ele é irônico a respeito de si mesmo.

— O que acha das pinturas do seu pai? — ela pergunta a Birdy.

Birdy a encara com seus olhos límpidos e etéreos.

— A mamãe disse que vocês estão se divorciando. Por que estão aqui juntos?

Lee tenta sorrir e olha para Alan. É decididamente hora de fazer algo. Se conversar com a YogaHappens trará Alan de volta para casa mais cedo, ela é totalmente a favor. Vai marcar uma hora amanhã.

Imani está dirigindo por Beverly Hills quando resolve dar uma conferida na lojinha de *cupcakes*, aberta no mês passado, e talvez comprar alguns agrados. Toda essa loucura por *cupcake* é irritante — e brilhante. Ela jamais se permitiria parar numa confeitaria e comprar um pedaço de bolo de chocolate, mas um agradinho do tamanho de uma mordida é menos indecente. Ela diz a si mesma que o segundo que pretende comprar é para Glenn, mas sabe que certamente já o terá comido antes de chegar perto de casa.

A confeitaria (Cookie's Cakes) é propriedade de Cookie, uma menina branquinha supermagra que provavelmente usa uma máscara cirúrgica quando está assando para não correr o risco de absorver as calorias do cheiro. Tudo ali dentro é branco, e Cookie está de jaleco branco. Parece mais uma clínica de perda de peso do que um local para se deliciar. Cookie (esse é seu verdadeiro nome, assim como o de Imani!) tem a cabeça quase raspada, com um restinho de cabelo tingido de loiro platinado. Isso a faz parecer ainda mais magra, porém, estranhamente feminina, como uma garotinha.

Imani se esforça para sorrir e pede um Daiquiri de Banana e um Dulce de Leche. Então, uma vez que o nome soa tão pouco calórico, e o glacê em cima tem um atraente tom de lilás, ela pede um Brisa Lavanda.

— Ah, esse é meu favorito — diz Cookie.

— Mesmo? Você come muitos desses?

— Experimento lasquinhas. — Ela ergue o polegar e o dedo indicador, mostrando a espessura de um cartão de crédito. — Sou totalmente neurótica quanto ao meu peso e, basicamente, comecei a cozinhar porque gosto de estar diante da tentação, provando a mim mesma que posso resistir. Eu sei, isso é o tipo de coisa totalmente disfuncional, mas não é perigoso, nem oferece risco.

Essa é uma revelação tão brutalmente honesta que Imani imediatamente deixa de achar Cookie irritante e passa a se sentir comovida por ela, admirando a forma eficiente como ela empacota os cupcakes numa caixinha branca.

— Em certo momento — ela diz —, a gente tem que perceber que alguns quilos não fazem muita diferença. Ainda não cheguei lá. Mas estou trabalhando para isso. — Ela entrega a caixa embrulhada com um laço à Imani.

— A forma como você decorou o local é brilhante — elogia Imani. — É tão *clean*, dá a sensação de que faz bem comer essas coisas.

— Eu sei. Inteligente, não foi? Sente como está frio aqui? Mesma coisa. Como em lugares onde você passasse por um tratamento. Espero que não se importe se eu disser, mas o *X.C.I.A.* foi ladeira abaixo depois que você saiu.

— Importar-se? Estou surpresa que você não tenha sido *paga* para dizer isso!

Imani se vira e ao lado está Becky Antrim, em pé, de sorriso aberto. Imani lhe dá um grande abraço e elas caminham até a calçada de braços dados.

— Nossa, como você está bem — diz Imani. — Qual é o seu segredo?

— Não compro *cupcakes* — responde Becky, jogando para trás os cabelos mundialmente famosos. — O que não significa que não coma. Fico andando de um lado para o outro, na frente desse lugar, até avistar alguém conhecido que esteja comprando. Passa pra cá uma porrinha dessas.

Becky mantém o título de namoradinha da América há mais tempo que Imani consegue lembrar. Ela teve uma escalada meteórica na fama, em *Roommates*, um dos sucessos de TV que de fato mereceram a reputação. Imani a conheceu quando Becky namorava um dos caras de *X.C.I.A.* e costumava ir ao *set* de filmagens. Duas coisas surpreenderam Imani: como Becky era muito mais deslumbrante pessoalmente do que na tela e, apesar de ser esculhambada pelos tabloides há quinze anos, apesar de ter mais dinheiro que Deus *e* Oprah, apesar de ter sido magoada da forma mais pública possível, pelo homem mais lindo do planeta, ela ainda é uma das pessoas mais meigas que Imani já conheceu.

Elas vão até um Starbucks, na esquina, sentam numa mesa da calçada, abrem a caixa, olham uma para a outra e começam a rir.

— Direto ao inferno — diz Becky. — Vamos nessa, *mon amie*!

Até terminarem o terceiro *cupcake*, Becky já contou seu último desastre amoroso, não de uma forma autopiedosa, mas com o tom irônico de quem diz "nada de novo nisso, não é?" que ela usa para lidar com tudo. Ela explica que não está interessada em outra série de TV, mas tem muito interesse em continuar a fazer esses filminhos alternativos esquisitos.

— Eles me mantêm importante — ela explica. — Seja lá o que isso quer dizer. E são divertidos e eu aprendi mais de atuação neles do que em todos esses anos de *Roommates*.

— Mas eles não prejudicam sua carreira?

— Há duas formas para que alguém como eu consiga respeito nessa cidade — responde Becky. — Uma é receber uma fortuna por um campeão de bilheteria, e a outra é não receber nada por um filminho alternativo que faça sucesso em Sundance. Eu alterno entre os dois.

Ela lambe o restinho de glacê das pontas dos dedos e apoia o rosto no punho. — E quanto a você, meu bem? Está indo bem?

O tom meigo e suave de Becky não deixa dúvidas de que ela está perguntando sobre o aborto espontâneo e seu desmoronamento subsequente. Sobre o que mais ela perguntaria?

— Estou muito melhor — responde Imani. — Ela não tem certeza sobre a precisão do "muito", mas dizer isso deve ajudar. E oito meses após *tudo aquilo*, ela começou a perceber que as pessoas esperam que ela esteja melhor, portanto, ela está fazendo o máximo para fingir que está, até conseguir ficar.

— Sabe de uma coisa? — diz Imani. — Eu finalmente comecei a fazer ioga.

Becky pula da cadeira e faz uma pequena saudação. Becky é uma famosa fanática por ioga. Alguém na rua tira uma foto com o telefone celular e Becky se vira, dá um sorriso pateta e faz um gesto obsceno. Ela decididamente fez as pazes com os enxeridos, algo em que Imani precisa de uma ajudinha.

— E você não está amando? Onde está fazendo? Faz ideia de há quanto tempo eu espero que você comece?

Na verdade, Imani só foi uma vez. E embora tenha gostado, a ideia de toda a preparação para ir de novo a impediu de voltar. Organizar horários de comer e tomar banho, descobrir que nível de turma frequentar e abastecer o carro com colchonete, toalhas e tudo mais faz com que se sinta exausta. Ela foi acolhida tão calorosamente que receou ser tragada por um ambiente para o qual não tem certeza se está pronta ou interessada. Apenas pareceu mais simples *não* ir.

— Ainda não estou exatamente fanática — ela responde.

— Não faz mal. Você ficará. Que estilo?

Merda. Como é que ela vai saber?

— *Masala*? — ela chuta, agarrando-se à única palavra de som hindu que vem à cabeça.

Pela expressão no rosto de Becky, ela está tentando decidir se Imani está ou não brincando. Faz tempo que surgiram boatos de que Becky era maconheira, mas Imani nunca deu atenção. Se estiver doidona agora, ao menos existe a chance que ela esqueça o comentário. Ou talvez ela tenha simplesmente sacado o exagero de Imani.

— Bem... — Ela abana a mão. — O estilo não importa. Todos são bons. Não tenho planos para essa tarde. Vamos tirar o dia para a ioga. Tenho toneladas de coisas para te mostrar. Que bom que fizemos um lanche rico em proteína!

Becky a leva até uma loja em Beverly Hills, onde disse fazer todas as suas compras atualmente. Está abarrotada de clientes, e não só mulheres, e tem uma equipe com os mais belos e sarados vendedores que ela já viu. O pior é que ainda por cima eles são realmente legais. Imani tem vontade de perguntar se pode obter um pouco dessa *poção* e se talvez eles pudessem distribuir um pouco pela cidade.

— O que você veste pra ir às aulas? — pergunta Becky.

Imani não vai dizer que na única vez que foi à aula vestiu uma regata e um short que comprou para Glenn, mas ele se recusou a usar. Ela tinha ouvido que se deve usar algo folgado e foi o caso!

— Ah, o normal — ela diz.

Becky aperta os lábios:

— Dá pra ver que vamos precisar de tudo. Vamos começar com as calças.

Ela ergue uma tipo capri.

— Essa é incrível. Envelopam as pernas, mas não prendem nem nada. É ótima quando se faz o exercício, sei lá, por exemplo o *ardha chandrasana* — diz Becky.

— Pode ser — Imani diz —, pois eu não tenho a menor ideia do que você acabou de dizer.

— E, olhe — ela ergue a etiqueta. — Não que você precise, mas esse *top* é "antipneu". Não é demais?

O que Imani percebe é que os clientes, todas essas mulheres de várias idades e formatos, parecem completamente confiantes ao experimentarem as roupas, mesmo as calças apertadas e as camisetas regatas. É exatamente o oposto da forma que ela geralmente vê as mulheres agindo em lojas de artigos esportivos. É quase como se elas de fato gostassem de seus corpos...

A outra coisa que ela percebe é que, mesmo com os costumeiros risinhos e olhares avistando Becky — e, com menos intensidade, ela mesma —, há uma camaradagem no ar. As pessoas simplesmente conversam com elas. "Eu te vi naquele *workshop* de Rodney Yee, mês passado?", "Você foi no novo estúdio de *ashtanga* que abriu em Brentwood?", "Você precisa ver um professor do Sports Club. Ele é *incrível*!"

Depois de uma hora e mais dinheiro gasto do que ela gostaria, elas deixam a loja abarrotadas, com equipamento suficiente para quase encher o banco traseiro do carro de Imani. Calças, *tops*, roupa de baixo com garantia de não entrar na bunda. Talvez ela tenha exagerado, mas imagina que, se isso realmente a deixar inspirada para ir às aulas (para se exibir com toda essa porcaria), terá sido um dinheiro bem gasto.

Becky lhe diz para segui-la, então, elas seguem pela Santa Monica Boulevard. Becky, que nunca liga a seta, faz uma curva acentuada à direita, e Imani quase não consegue entrar. Elas acabam numa rua bem tranquila. Imani esperava que ela a levasse a algum lugar de ioga para uma aula extravagante, mas Becky entra no estacionamento de uma igrejinha de estuque.

— Eu sei — ela diz, enquanto desce do seu carro elétrico. — Sei que não é exatamente glamouroso, mas não diga nada ainda. Eu estou numa lista de *e-mails* e eles mandam notificações quando há novas aulas. Essa deve ser incrível. O professor é descendente de Swami Alguma Coisa. Pelo menos, esse é o papo.

Elas entram por uma porta lateral que conduz a uma pequena salinha que tem o aspecto e o cheiro de um lugar onde a mãe de Imani costumava levá-la para comprar coisas usadas quando ela era pequena, lá no Texas. Há aproximadamente vinte pessoas espalhadas pela sala, a maioria mulheres supermagras que parecem vagamente familiares. Modelos, ela imagina. Também há algumas esposas-troféus mais velhinhas. Mesma forma e basicamente a mesma embalagem das modelos, porém, ligeiramente mais gastas e cansadas. Algumas sorriem para elas, mas de um jeito "tô nem aí".

Becky a ajuda a arrumar o colchonete junto a uma parede e vai se sentar de pernas cruzadas, no meio de seu próprio colchonete, de olhos fechados. Por algum motivo, Imani começa a ficar nervosa. Há uma intensidade silenciosa emanando dessas mulheres, algo palpável e um pouco ameaçador. Ela entra sorrateiramente num dos banheirinhos e veste uma das roupas novas, mas olha pra baixo e percebe que não tirou as etiquetas. *Olhe para mim! Sou novata!* Por que passou o dia todo fingindo? Qual é o sentido? Ela se sente como se estivesse prestes a ser lançada no meio de um imenso lago, para depois lhe dizerem para nadar até a margem.

Ela se debruça e sussurra:

— Eu estava exagerando sobre o negócio da ioga. Só fiz uma aula. E não fui muito bem. Acho melhor eu ir embora.

Becky toca sua mão.

— Você não vai a lugar algum. Apenas comece a respirar e tudo ficará bem.

Quando Lee entra na recepção do estúdio, Tina está enchendo uma caixa de papelão com camisetas regatas e *shorts* de ioga. São de uma pequena empresa local que faz roupas simples de algodão para ginástica. Eles estavam atrás de Lee há meses para vender sua linha de produtos e, dada a qualidade das roupas, ela está decepcionada em ver que estão sendo devolvidas.

— Não teve saída? — ela pergunta a Tina.

— Essas não.

Lee tira uma regata de dentro da caixa. É um belo azul-claro e o corpo da blusa é tão longo que passa dos quadris, sem expor a barriga quando se faz inversões.

— Que pena — diz Lee.

— São legais.

— É culpa da própria empresa — diz Tina. — Eu disse que não venderia e eles mandaram assim mesmo. Agora, sou eu quem tem que mandá-las de volta.

— E por que é culpa deles?

— Porque mandaram uma porção de tamanhos médios. Acha que alguém aqui vai comprar médio? Eles precisam colocar o tamanho certo.

Lee pensa a respeito. Ela se orgulha por sua turma atrair tanto homens quanto mulheres, gente de todos os tamanhos e formas.

— Tenho certeza que isso deve servir pra muita gente.

— Não brinca. Mas eu disse a eles que as mulheres que fazem ioga não vão comprar algo etiquetado como "médio". É como um tapa na cara. Até o "pequeno" está começando a ficar improvável. Eles têm que começar com PPP. Algumas empresas já têm o que chamam de P4.

Houve uma época, pensa Lee, *em que esse tipo de coisa fazia sentido pra mim*. Mas, felizmente, esse tempo passou.

Ela entra em seu escritório e tenta se concentrar. Parece que será um dia cheio. Tem uma aula em vinte minutos e depois vai para casa, para encontrar Alan e o pessoal da YogaHappens e ter uma discussão preliminar.

Ela costumava se preparar para a aula, fazendo anotações em cartões, com posições que queria passar, metáforas que usaria e trechos de poemas que queria ler durante a *savasana*. Ela treinou com um iogue em Nova York, tem todo o histórico de estudos anatômicos da escola de Medicina e estudou dança quase com seriedade, quando estava na faculdade. Mas está convencida de que é uma boa professora, pois tem uma estranha habilidade para olhar para o corpo de alguém e ser capaz de dizer onde a pessoa está tensa, onde está o medo, e como pode se livrar das duas coisas. Ela já não faz tantas anotações, prefere manter na cabeça um esboço daquilo que quer cobrir; depois, durante a aula, simplesmente segue o que sente que é correto.

Há somente oito pessoas na sala hoje, incluindo Graciela. Lee sabia que ela tinha potencial, mas realmente não esperava que ela fosse tão diligente e comedida como tem sido. Lee senta no chão, diante da turma, pousa as mãos sobre os joelhos, e diz:

— Alguém tem algum problema ou lesão que eu deva saber?

No silêncio que se segue, Lee ouve uma voz vindo de dentro de sua cabeça, dizendo: *Eu! Eu tenho lesões. Você deveria saber a respeito delas. Quero ser cuidada. Dê uma arrumada e um ajuste. Eu, eu, eu!* Mas ela faz o máximo para ignorar a voz e continua:

— Lembrem que esse é seu exercício. Eu só estou aqui para guiá-los e ajudá-los quando precisarem de assistência. Vamos começar.

Sob a orientação de Lee, Graciela tem feito apenas as posições restaurativas. Isso se traduz em fazer a posição — uma que não seja difícil demais — e manter por um *longo tempo*. Enquanto o restante da turma está fazendo outra coisa (como se mexer!), Lee fica orientando Graciela, para se assegurar de que ela esteja... se restaurando. A parte mais estranha da experiência é que é uma das coisas mais fáceis, em termos físicos, que Graciela fez ao longo dos anos e, ao mesmo tempo, relaxar e manter-se quieta e paciente parece quase impossível.

Agora, ela está deitada em seu colchonete, erguida por uma almofada sob o quadril e um bloco embaixo da cabeça; os dois foram colocados ali por Lee. Basicamente, ela não está fazendo *nada*. Ela nem teve que fazer muita coisa para ficar nessa posição, já que Lee manipulou seus braços e pernas. No entanto, ela está tendo tanta dificuldade para permanecer quieta que teme cair em prantos.

— Qualquer sensação que lhe venha, quando estiver nessas posições, tente ignorar. Talvez ansiedade? Talvez tristeza? Raiva? São apenas pensamentos. Deixe-os ir. Eles só te controlam, te dominam, se você deixar. São parasitas — não têm vida própria.

Desde que começou a frequentar o estúdio, Graciela começou a se perguntar se Lee lê mentes. Ela é melhor julgando os humores de Graciela do que a vidente leitora de tarô.

— Lembra-se de *O Mágico de Oz*? "Sua mágica não funciona aqui. Vá embora!" Pensamentos negativos? Medo? Raiva de si mesma? Eles não têm poder aqui. Vão embora!

O que vem à cabeça de Graciela é Daryl, mais especificamente, o que realmente aconteceu quando ela machucou o tendão de Aquiles. A forma como ele a empurrou, de como ela está bem certa de que não foi um acidente, o jeito estranho como o rosto dele se contorceu, logo antes de acontecer, e ela se viu no chão. Será que ela está imaginando tudo? Será que ela só tropeçou? Será que ele estava só tentando ajudá-la, como afirmou? Ela sentiu aquele estalo no tornozelo e a combinação da dor e alerta do que significava para toda sua carreira e tudo ficou meio embaçado.

Lee se aproxima e pousa a mão no cóccix de Graciela. Apenas seu toque — terno e tranquilizador — é o suficiente para fazer com que Graciela se desprenda da tensão que detinha nos ombros. Seu peso cai na almofada. Certo, pensa ela, vai deixar que o chão faça seu trabalho e seu corpo derreta. É tão bizarro estar numa sala com gente praticando atividade física (bem, o resto da turma) e não ter qualquer competição ou exibicionismo, nem sequer existe a *opção* de se exibir, e isso chega a ser confuso. "A ioga tem a ver com a união", disse Lee uma vez. "A união da mente e do corpo. Mas não a sua mente e o corpo de outra pessoa." Isso foi uma revelação. E agora, sério, é só isso que se espera dela? Mergulhar, cair, abrir mão?

Mas pensar nisso tudo, sentindo uma gratidão louca, enquanto Lee está pressionando suas costas, faz seus olhos se encherem d'água. E antes que perceba, ela está se debulhando em lágrimas. Soluçando. Não há como Lee não perceber isso, mas, de alguma forma, Graciela confia nela o suficiente para deixar fluir.

— Você estava sentindo dor? — Lee pergunta, depois da aula.

— Não — responde Graciela. — Quero dizer, eu não venho sentindo dor — muita dor — essa semana. Fiquei ligeiramente emotiva.

Lee a olha sorrindo, com a cabeça inclinada pro lado, quase como se pedisse mais informação. A menos que ela realmente possa ler a mente de Graciela e esteja se solidarizando com ela. Lee tem uma combinação maluca de beleza plena — a pele límpida, os olhos brilhantes, a estrutura óssea delicada — e a energia submersa de um fogo brando, o que torna difícil tirar os olhos dela. Ela *parece* mesmo ser de Connecticut, como Stephanie disse. Não que Graciela conheça algo sobre Connecticut. Ela passou a vida toda aqui em Los Angeles.

— Isso acontece — diz Lee. — Não é algo ruim. Apenas ponha tudo para fora. — Ela toca os cabelos de Graciela e pisca. — Vai ajudar a sarar seu tornozelo.

Graciela fica tentada a dizer algo sobre Daryl, mas ela já se sente meio constrangida por aceitar a generosidade de Lee. Não vai explorar sua bondade jogando mais isso em cima dela.

Lee olha o relógio e leva um sustinho.

— Merda — ela diz. — Tenho que correr. Preciso estar na escola das crianças em meia hora e não quero me atrasar.

— Deixa eu te dar uma carona — diz Graciela. — Por favor.

— Você está indo naquela direção?

— Indo ou não — responde Graciela —, eu gostaria de te levar.

Antes de vir para a ioga, Graciela nunca tinha passado um tempo em Silver Lake, provavelmente nem tinha passado por esse bairro. Ela e Daryl dividem um *loft* no centro da cidade, num ótimo prédio antigo, e têm mais espaço do que a maioria dos amigos. Ela mora ali há cinco anos e deixou que Daryl se mudasse para lá quando um dos companheiros de apartamento dele se casou. Seriam apenas alguns meses, mas até que deu certo. Por mais que goste do agito do centro de L.A., ela tem de admitir que não há lugar mais tranquilo e acolhedor do que esse bairro.

Graciela ainda dirige o antigo Fusca que uma das amigas lhe vendeu, por duzentos dólares, antes de voltar para o leste. Ela nem sabe de que ano é o carro. Enquanto destranca a porta, dá uma olhada no interior.

— Desculpe a bagunça — ela diz para Lee. — Meu namorado é DJ e costuma deixar um monte de coisas aqui dentro, entre um trabalho e outro. — Ela joga uma caixa de CDs no banco traseiro. Talvez ela não devesse ter oferecido uma carona a Lee.

— Eu tenho gêmeos — diz Lee. — E você chama isso de bagunça?

— Sim, mas é esperado que crianças sejam bagunceiras. Pelo cheiro, ele também andou comendo pipoca aqui dentro. Desculpe.

— Querida, você é *tão* dura com você mesma. Quer parar?

Graciela quer se desculpar por isso também, mas consegue ficar quieta.

— Há quanto tempo vocês dois estão juntos? — pergunta Lee.

Graciela conta os detalhes, enquanto elas seguem de carro, contornando a represa, com o sol cintilando na superfície da água, o ar nublado e morno. Enquanto fala sobre Daryl — da mãe com problemas com drogas; de como fez uma carreira com seu talento, charme e ímpeto —, ela sente uma onda de amor e orgulho por ele e, ao mesmo tempo, tem a sensação inquietante de estar deixando de fora os detalhes mais importantes.

Quando chegam à escola, Lee pergunta se ela quer conhecer as crianças.

— Eu adoraria — responde Graciela —, mas tenho que visitar minha mãe. Como fui proibida de ensaiar por um tempo, tenho tentado ajudá-la. Ela está passando por um período difícil. Meu padrasto morreu ano passado e ela ainda está tentando dar sentido às coisas.

— Lamento — diz Lee. — E Graciela, honestamente, estou orgulhosa do que você está fazendo. Vai dar tudo certo. Acredite em mim. E eu adorei seu carro! Com pipoca e tudo.

Conforme Graciela sai dirigindo, ela liga para Stephanie, porém, mais uma vez, seu telefone está desligado. Ela vem tentando falar com Stephanie faz dois dias. E ela é do tipo que vive grudada ao telefone. E também começa a preocupar o fato de que ela não aparece no estúdio há quase duas semanas.

— Então, o que você faz nessas aulas de ioga? — pergunta Conor. — É como aeróbica ou Tae Bo, algo assim?

— Acho que você terá que vir à aula e descobrir — responde Katherine. Ela olha do outro lado da mesa, no restaurante, e sorri para ele, depois morde o lábio inferior. Ela detesta e adora o fato de se sentir tão paqueradora com esse cara, de um jeito tolo, quase como se estivesse de volta ao colegial. Tem algo a ver com a combinação que ele tem de machismo robusto e corpulento com a timidez.

Quando ele passou pelo estúdio para encontrá-la e tomar um café, esticou a mão e disse:

— Você tem uma bela bicicleta.

E ela respondeu:

— Eu estava esperando que você elogiasse minhas coxas. — o que, de fato, o deixou corado; sua pele ficou quase tão vermelha quanto seus cabelos. Katherine achou tão lindinho, tão meigo, principalmente vindo de um cara que tem quase um metro e noventa; desde então, ela tem se comportado da melhor forma possível.

— Não me diga que nenhuma das suas namoradas lá em Boston fazia ioga — ela diz.

— Quantas você acha que eu tinha?

— Aposto que partiu vários corações, Sr. Ross.

— Talvez tenham partido o meu.

Ao dizer isso, ele desvia o olhar por cima do ombro dela e Katherine tem a sensação de que foi exatamente isso que aconteceu. Ele parece tão tristonho. Ela pergunta, mais baixinho:

— Por isso que você se mudou para L.A.?

— Digamos que eu fiquei cansado da neve — ele responde. — Tenho um amigo que se mudou para cá, alguns anos atrás, e eu resolvi visitá-lo por algumas semanas. — Ele dá de ombros. — Uma coisa levou à outra.

— Está gostando?

— Depende do dia — ele responde.

— Hoje, por exemplo?

— Ah, cara — ele diz, olhando-a com aqueles imensos olhos azuis. — Eu estou *adorando* hoje.

Se Katherine tivesse ouvido isso da maioria dos homens que conhece, ela se retrairia. Mas, vindo de Conor, soa tão sincero que ela fica até meio mole. Tem aquele sotaque engraçado de Boston que faz tudo soar mais sincero, como uma declaração franca, e a expressão inocente dos olhos azuis que fazem Katherine pensar que ele talvez seja um daqueles caras honrados, incapazes de contar uma mentira. Dá pra ver que ele a considera muita areia pro seu caminhãozinho. Depois de sair com uma porção de atores e atletas que pavoneavam como se fizessem o favor de estar com ela — e caras como Phil, outra categoria de ridículo —, até que é legal estar com alguém que de fato a admira. Felizmente, ele não consegue observar tudo. Ela não tem certeza de como ele reagirá ao seu passado, então, se isso tiver chance de chegar a algum lugar, é melhor que ela deixe umas coisinhas quietas (como aquele tempinho de cinco anos de enganos e más escolhas).

— Você sempre quis ser bombeiro? — ela pergunta.

— Eu gostava dos caminhões — ele explica. — Estive na Guarda Nacional por alguns anos e recebi treinamento.

— Você esteve no Iraque?

— Adoro ser interrogado — ele brinca —, mas você não me disse nada a seu respeito. Nem sei de onde você é.

A maioria dos caras nem pensaria em perguntar, mas agora que ele o fez, Katherine sente-se cautelosa e tímida.

— Deixa eu te levar de volta para o estúdio — ela sugere. — Vou lhe mostrar onde trabalho. Se você for um cara legal, eu te faço uma massagem nas costas.

— Um cara legal — ele responde — faria massagem em *você*. — Ele estica o braço e pega a mão dela, sobre a mesa. Ele tem uma mão grande e calejada que envolve totalmente a dela. — Vamos — ele diz. — Vamos comparar nossas técnicas.

Lee combinou de encontrar o pessoal da YogaHappens em sua casa, em vez de no estúdio. Ela não quer arriscar mais boatos, principalmente por ainda não ter se decidido sobre o assunto. O que lhe está sendo oferecido não está totalmente claro. Alan tem ido em casa, para pegar e deixar as crianças e tentar manter uma aparência de normalidade, pelo bem deles, mas eles não ficaram mais sozinhos na casa desde que ele sumiu. A ida à estreia de Garth foi o maior tempo que passaram juntos desde então, e olhe como isso terminou. Ela está bastante irritada.

Lee deixou os gêmeos no estúdio, onde Barrett ficará de olho neles. Barrett sempre diz que "adora criança", mas suas roupas, seu penteado e sua voz sugerem que ela gosta mesmo é de fingir ser uma criança. Ainda assim, ela é de confiança, e as crianças adoram perambular pelo estúdio e brincar com os acessórios de Iyengar. Além disso, Barrett prometeu que os levaria ao *playground*, para que pudessem gastar mais energia.

Lee se vê arrumando a sala, enfornando brinquedos e jogos nas gavetas e nas prateleiras de baixo, de ambos os lados da lareira. A lareira que fez Lee e Alan sentirem que *precisavam* comprar esse adorável bangalô, mesmo que isso significasse pedir um empréstimo à mãe de Lee para darem de entrada. Ela está arrumando a casa para o pessoal da YogaHappens, é claro. Não para Alan.

Ela arremessa duas mochilas idênticas no armário e, quando se vira, Alan está ali, em pé, observando a sala.

— Está tudo bem arrumadinho por aqui — ele diz.

— Você me assustou. Não podia ter batido?

— Desculpe, Lee, mas essa ainda é minha casa também, sabe?

— Certo. Só que agora, é sua escolha não morar aqui. Portanto, eu realmente gostaria que você usasse a campainha da próxima vez.

Ele suspira e se joga no sofá, com os braços abertos no encosto. Está de camiseta azul-marinho e a calça de ioga até o meio das canelas, que ela lhe deu de presente de aniversário, pois saberia que ele ficaria gostoso vestindo-a. Culpa dela. Seus cabelos estão puxados para trás, presos num rabo de cavalo e, infelizmente, ele está lindo. Como sempre. Uma de suas colegas da escola de Medicina, de um milhão de anos atrás, a garota mais brilhante, maluca e linda que Lee já conheceu — uma russa — tinha ficado noiva de um gordo, cuja aparência era — para ser generosa — comum.

— Case com alguém sem graça — disse Irina, com seu sotaque pesado. — Ele a fará parecer mais bonita quando estiver ao seu lado e sempre será grato por tê-la.

No fim das contas, talvez ela não fosse tão maluca.

— Não sei por que você está sendo tão hostil, Lee. Eu lhe disse que só preciso de um pouquinho de espaço. Não tem a ver com *você*.

— É, mas já que você não me diz o que *é*, não consigo deixar de me sentir ligeiramente... envolvida, sabe? Quero dizer, somos *apenas* casados, Alan. Como pode *não* ter a ver comigo? — Isso era o que ela não queria fazer: explodir. Era o que vinha evitando, tão cautelosamente, desde que ele entrou. Ora essa, quem está chuva é pra se molhar. — E o que significa "precisar de um pouquinho de espaço"? Isso é algo que minha mãe diria, nos tempos que ela queimava sutiãs.

— Certo, ouça — ele diz. — Subitamente, nossas vidas, *minha* vida, mais especificamente, não se parece com nada do que eu esperava. Eu simplesmente acordei e percebi que estamos vivendo fora da real, por mais legal que seja. Você está administrando um estúdio de ioga e isso está tomando todo o *meu* tempo. "Dá pra você fazer outro *closet*? Pode redesenhar nosso *site*? É preciso desentupir o banheiro." Não estou cantando. Não estou dedicando tempo algum à música. Sou a porra do zelador, Lee. Percebi que eu estava num trem desgovernado e tive que descer, só pra recuperar o fôlego.

Lee o olha mais atentamente. Então, é isso? Ela até pode viver com isso, se for uma pausa temporária. Recuperar o fôlego. Ela chega à conclusão de que a ioga é coisa sua, a forma como ela mescla seus instintos curativos a algo físico e emocional; até *ela* se sente meio oprimida, às vezes. Ainda assim, percebe que ele não a olha nos olhos.

A questão sobre homens egocêntricos como Alan é que eles acham que podem se safar com qualquer desculpa, então, não fazem muita força para serem bons mentirosos. Por outro lado, são bons em separar os sentimentos, então, acreditam parcialmente no que dizem e ocasionalmente podem ser bem convincentes.

— As pessoas o adoram no estúdio, você sabe disso. Os *workshops* estão decolando e toda turma em que você toca fica lotada. Então, sendo ou não um trem desgovernado, não é como se você estivesse jogando pás de carvão na locomotiva o dia todo.

— Em outras palavras, você está pagando as contas e eu tenho que ser grato?

— Eu não disse isso. — E, sim, isso é verdade. Alan vendeu algumas músicas para uma série da Warner, alguns anos atrás, houve aquela venda para um filme e ele ainda recebe os direitos autorais. Mas isso não paga nem a conta de luz.

— Importa-se se eu perguntar quando pretende voltar?

— Vamos viver um dia de cada vez, está bem?

— Como se eu tivesse escolha.

Ele dá um daqueles seus sorrisos.

— Você está muito bem com essa regata. A que horas esse pessoal vai chegar?

— Pode parar — ela diz. Mas ela adora o sorriso dele e isso a faz desejar estar com ele na cama, agora mesmo. Ela gostaria de não ter ouvido os passos na varanda da frente.

O pessoal da YogaHappens parece sempre andar em par. Como freiras, missionários mórmons e as agradáveis senhoras que aparecem no estúdio (justo lá!) tentando distribuir *A Sentinela*.

Os dois homens que estiveram em sua aula estão à porta, ambos limpinhos e sarados, um alto e robusto, com veias saltadas nos braços sem pelos; o outro, miúdo e troncudo como um hidrante, provavelmente um praticante de luta greco-romana quando criança, pensa Lee. O robusto não tem quarenta anos, mas possui cabelos meio grisalhos, num corte que ressalta a beleza de seu rosto sem rugas.

— Nossa — diz o robusto, quando eles se sentam diante da lareira. — Esse lugarzinho é ótimo. Eu gostaria de poder viver por aqui. Silver Lake é um bairro perfeito, sabe?

Isso é o que sempre diz o pessoal que nem sonha em deixar West Hollywood.

— É uma comunidade ótima — diz Lee.

— Vocês aceitam um suco? — pergunta Alan.

Robusto e Hidrante erguem as mãos simultaneamente, como se tivessem ensaiado.

— Então, Alan — diz o Hidrante —, imagino que sua esposa tenha comentado o que conversamos.

— Talvez possamos repassar de qualquer jeito, Chuck — diz o Robusto.

É fascinante vê-los completar as frases um do outro, cada um sabendo exatamente onde entrar. E eles fazem umas piadas ensaiadas de ioga, que nem são engraçadas, passando pelos clichês mais óbvios, mas parecem achar tudo muito divertido.

— Todos nós sabemos o que vem acontecendo pelo país em relação à ioga ao longo dos últimos anos, certo? — diz o Robusto.

— Subindo, subindo, subindo, cachorro, completa o Hidrante.

— Isso mesmo, Chuck. Boa — finaliza o Robusto.

— E o negócio é que a demanda está crescendo tanto, que os estúdios menores... — continua o Hidrante.

— ...que sempre foram o tronco (*dando tapinhas no abdômen malhado*) da indústria... — emenda o Robusto.

Indústria?, pensa Lee. *Mesmo?*

— ...não conseguirão lidar com o volume — conclui o Hidrante.

— Sem mencionar as expectativas, principalmente num lugar como L.A... — retoma o Robusto.

— As pessoas querem mais que uma aula. Agora, o que querem é uma... — afirma o Hidrante.

— ...experiência completa — arremata o Robusto.

Ele diz isso com um sussurro falso de reverência, como se tivesse acabado de revelar o segredo da vida, e isso faz Lee desejar jamais tê-los deixado entrar pela porta. Provavelmente são caras sensatos que estão apenas fazendo seu trabalho, mas há algo sobre a apresentação ensaiada que faz Lee se lembrar de uma demonstração de Mary Kay, para a qual uma amiga a convidou, anos atrás. Eles continuam falando por mais alguns minutos sobre a beleza da aquisição corporativa. Há inúmeras referências à Zhannette (eles soletram!) e Frank, aparentemente os donos. Ela lembra que ser uma purista não vai ajudar a colocar os gêmeos numa escola decente, nem fazer com que Alan se sinta mais apreciado ou menos sobrecarregado.

Alan parece ter esgotado a capacidade de continuar ouvindo esses dois e, pela primeira vez em semanas, ela sente como se eles estivessem verdadeiramente em sintonia. Talvez tenha sido *bom* convidar os dois para entrar.

— Então, quanto estão oferecendo pelo estúdio? — pergunta Alan.

O Robusto e o Hidrante subitamente param e olham um para o outro. Isso, aparentemente, não estava no *script*.

— Não estamos interessados no estúdio — explica o Hidrante. — Nenhum dos Centros de Experiência YogaHappens tem menos de duzentos metros quadrados.

— Não tenho tanta certeza disso, Chuck. Acho que o estúdio de Santa Monica só tem uns 150.

— Pode ser. E o que é que eu sei? Sou apenas o cara do financeiro.

— Na verdade, Zhannette e Frank estão interessados em — diz o Robusto — você, Lee. E *você*, Alan. O que queremos...

— ...é lhes oferecer um contrato exclusivo.

Talvez vocês tenham ouvido falar... — diz o Robusto.

— ...que Zhannette e Frank insistem que todos na YogaHappens sejam muito bem pagos — completa o Hidrante.

— Não tem a ver com o lucro deles — garante o Robusto.

Sem nem olhá-lo, Lee pode sentir Alan ao seu lado se esticando no sofá.

— Mas antes de entrarmos em detalhes — diz o Hidrante —, nós queremos discutir as informações que vocês nos deram. Você mantém uma contabilidade bem excêntrica, Lee.

Katherine chegou ao estúdio de Lee há dois anos e passou a alugar o espaço de sua sala de massagem um ano depois. Embora ela adore a sensação desse lugar e a forma como se sente ao entrar pela porta — ligeiramente protegida das duras realidades do mundo —, ela perdeu sua capacidade de enxergar, de fato, o lugar. E esse é uma das vantagens em trazer Conor; ver através de seus olhos é quase como se ela estivesse olhando o estúdio pela primeira vez.

Em sua outra encarnação, o prédio foi o *showroom* de uma loja de tapetes. Havia muito espaço aberto quando Lee e Alan compraram a loja térrea com vitrine — na época em que Silver Lake era acessível e Alan tinha vendido uma música para um filme —, e a maior parte era acarpetada. Lee e Alan arrancaram tudo (Katherine viu as fotos do antes e depois), revelando um piso de madeira que Alan envernizou. Por que será que ele não fica trabalhando com carpintaria, algo em que ele é tão bom e às vezes parece gostar de fazer? É um mistério. A primeira coisa que você nota ao entrar, principalmente se estiver sol — e geralmente está — é a cor de mel do piso.

— É demais — diz Conor. — Minha casa, lá em Boston, tinha o piso assim. Detesto pensar o que fiz aos meus pulmões lixando e passando poliuretano.

— Bem que eu achei que você fosse o tipo de cara que põe a mão na massa.

— Gosto de projetos. Se você tiver planejamento suficiente, fica fora de confusão.

Katherine se pergunta como deve interpretar isso. Quando as pessoas falam sobre se manter fora de confusão, isso geralmente significa que elas passaram um bom tempo encrencadas. Se Conor corresponder ao estereótipo dos grandalhões irlandeses de Boston, provavelmente passa muitas horas bebendo em bares e talvez se metendo em brigas na calçada. Embora haja algo muito suave nele — incrivelmente *sexy* para alguém desse tamanho — é mais fácil pensar nele separando brigas do que começando.

— Pra você é difícil ficar fora de confusão? — ela pergunta.

— Você faz perguntas demais, sabia?

— Faço. É um mau hábito. E você se esquiva demais das perguntas, *sabia*?

Ele pisca para ela e põe a mão no finalzinho das suas costas. — Então, onde é que você faz sua mágica?

— Deixa primeiro eu lhe mostrar o estúdio.

Chloe está atrás do balcão da recepção, conversando no seu iPhone, em volume máximo. Chloe dá aula para uma das primeiras turmas da manhã, às sete horas, três vezes por semana. Nos fins de semana, ela é *bartender* numa boate de West Hollywood, e porque sua mãe tem uma imobiliária em Los Feliz, ela está estudando para obter sua licença de corretora de imóveis. É uma combinação louca de interesses e profissões, mas, de alguma forma, tudo faz sentido. Ela é uma professora maravilhosa, com fiéis seguidores matinais, mas tudo que fala em aula tende a ser referências de suas outras atividades. "Dobrem a cintura e deixem o corpo entornar em suas pernas, como um líquido escorrendo sobre o gelo, lentamente derretendo toda a tensão e o estresse. Puxem os ombros para trás e abram o peito como se abrissem a porta da frente, dando as boas-vindas ao universo. Chamo essa posição de 'casa aberta'."

Ela teve um namorado, por um tempo, depois, uma namorada. Agora está solteira. É uma daquelas pessoas verdadeiramente bissexuais, que se apaixona sem qualquer preferência aparente pelo sexo. Isso deve tornar a vida muito fácil ou extremamente complicada.

Estanho ela estar aqui a essa hora do dia, mas não faz sentido interferir no que parece uma conversa intensa com sua mãe. A mãe, que aparece no estúdio de vez em quando, é uma daquelas criaturas repulsivas que parecem calcular quanto tempo você vale antes de falar com você. Ainda assim, você tem de admirá-la por manter um negócio bem-sucedido. Ela e Chloe são mais como irmãs, e há horas em que Katherine inveja a proximidade do relacionamento delas. Ela não fala com sua mãe há seis anos.

No estúdio, Conor olha ao redor, hilariamente deslocado, meio desajeitado, como se estivesse intimidado, assim como os homens costumam estar ao entrarem num estúdio de ioga pela primeira vez.

— Que bela vista — ele diz. — Então, mostre-me seus truques, senhora.

— Não são truques, Sr. Ross. São posições. Ou *asanas*, se você quer ser mais formal.

Dito isso, ela o olha nos olhos e abaixa até o chão. Ela se apoia nos antebraços em perfeito equilíbrio, depois coloca os pés para trás e faz força para cima com as mãos, ficando em profunda flexão de costas. Então, só porque não consegue resistir, ela move as mãos para dentro e se desdobra, ficando de pé.

— Uau! — Conor está rindo, erguendo as mãos diante dos olhos. — Não faça mais isso. Você quase me matou de susto!

— Um cara grandão como você? Você se assusta fácil!

Então, vem o troco por ficar se exibindo, provando que são coisas pequenas e imprevisíveis que te pegam na vida, ela tropeça no próprio pé, conforme caminha na direção dele. Ele surge ao seu lado, num segundo, segurando-a pelo bíceps.

Ela ergue os olhos até os olhos dele.

— Fiz isso de propósito — ela diz. — Só queria ver se você me pegaria.

— Tenho reflexos impressionantes — ele diz. — E fico feliz em ver que você é humana, no fim das contas. No meio daquela contorção, eu estava começando a duvidar.

— Sou muito, muito humana — ela rebate. — Você não faz ideia.

Ele desliza as mãos até a cintura dela e as deixa ali.

— Gosto de humanos — ele diz.

É uma tolice, realmente. Ela nem o conhece. Não sabe quase nada dele, na verdade. Mas vê um tipo de honestidade, confiabilidade ou *algo* naqueles belos olhos azuis que a faz sentir mais feliz e aberta (*bem-vindo, universo!*) como não se sentia há muito tempo.

— Eu realmente espero que você diga isso pra valer — diz Katherine.

Ele se inclina e a beija na boca, os braços dele a enlaçam totalmente e Katherine sente tanta gratidão que ouve a si mesma suspirar, da forma como faz depois de fazer dez saudações ao sol seguidas.

Ela fica tão perdida naquele momento que nem percebe que o som que está ouvindo não é seu coração, mas Chloe batendo levemente na porta de vidro do estúdio. Quando Katherine a olha, Chloe abre somente uma frestinha da porta.

— Ééé... detesto interromper — ela diz —, mas eu tenho uma aula em meia hora.

Katherine ri.

— Não se preocupe. Estávamos saindo mesmo. O Sr. Ross é um cliente. Isso é estritamente profissional.

— Parece mesmo! Que profissão?

— Onde está Barrett? — pergunta Katherine. — Achei que ela ficaria na recepção essa tarde.

— Ela está cuidando dos filhos de Lee. Eles foram ao parque e ela me ligou, pedindo para substituí-la. Acho que Lee e Alan estão tendo uma reunião com contadores ou alguns empresários. Eles não deixaram claro.

Katherine sente o estômago apertar. Ela tem uma forte sensação de que isso tem algo a ver com a YogaHappens.

— Ela disse quando estará de volta?

— Disse que me avisaria. Pareceu algo meio misterioso.

Até onde Katherine sabia, não era tão misterioso assim.

Já que Lee prescreveu tanto tempo de descanso, Graciela tem visitado a mãe, em Duarte, com mais frequência. Dependendo do horário, ela leva entre uma hora e uma hora e meia dirigindo em cada trajeto. Não que ela adore estar no carro, mas pelo menos está se movendo e não fica à toa no apartamento, brigando com Daryl e canalizando toda sua energia na tentativa de não comer. Se, para completar, ela começar a ganhar peso, aí, sim, vai ser a gota d'água.

Ela diz a si mesma que esse é o motivo para passar tanto tempo com a mãe, mas há muito por trás disso. Seu padrasto morreu há oito meses, de câncer de pulmão, e a mãe, que já não era a pessoa mais alegre do mundo, caiu em depressão. Ela passa a maior parte do tempo diante da TV, assistindo novelas ou, como está fazendo agora, falando em espanhol com os participantes de *Judge Judy*.

— *Tas mintiendo, perra!* — ralha ela.

Graciela resolveu assumir a tarefa de limpar a casinha da mãe, um cômodo a cada visita. Ela imagina que, quando terminar de limpar tudo, a mãe se sentirá melhor e talvez aprecie seu empenho. E com problema no tendão ou não, é muito mais fácil do que ficar sentada com a mãe, ouvindo-a dizer que detesta a forma como ela se veste, que ela parece uma puta e que vai para o inferno. A mãe quer que ela arranje um emprego, desista de dançar — o que ela parece achar igual a *striptease* — e se case. Graciela tem dois irmãos que parecem não fazer nada de errado, aos olhos da mãe. Se viessem visitá-la, de vez em quando, talvez a mãe se animasse um pouquinho. Graciela duvida que qualquer um deles tenha feito isso desde o enterro. Injustificável, pois, pelo que ela soube, nenhum deles trabalha em período integral.

Ela guarda os últimos produtos de limpeza no armário da cozinha e vai até a abarrotada varandinha envidraçada, onde a mãe passa a maior parte do tempo.

— Preciso ir andando, Mama — ela diz. — Não quero pegar congestionamento.

A mãe assente para a tela e diz:

— *Esta mujer es una mentirosa.*

Segundo a mãe, todos na TV são mentirosos. Talvez ela tenha razão, mas é difícil não encarar isso como parte da rejeição que a mãe tem por tudo na vida, pois ela sente que, de alguma forma, é vítima de todos ao seu redor.

— Limpei o quarto de hóspedes hoje — diz Graciela. — O armário também. Estou levando um pouco das roupas de Heberto para um abrigo na cidade.

— Eu queria que você limpasse o *meu* quarto. Você não me ouve.

Talvez seja a ioga, mas, ultimamente, Graciela tem conseguido deixar passar esse tipo de comentário. *Você não pode controlar o que as outras pessoas fazem na vida, mas pode controlar sua reação.*

— Volto na semana que vem e começo pelo seu quarto, está bem, Mama? Eu trouxe algumas refeições que fiz pra você e coloquei no *freezer*. É só colocar no micro-ondas.

A mãe lentamente vira os olhos para ela e diz:

— Você nunca conseguiria cozinhar como eu.

Graciela se curva e a beija na testa.

— Te vejo semana que vem.

Tantas ruas parecem idênticas em Duarte que é quase impossível não se perder, mesmo depois de todo esse tempo. Graciela faz uma conversão errada para pegar a via expressa e acaba num pequeno bairro decadente que talvez seja um dos lugares mais deprimentes que ela já viu. O sol está forte demais, há lixo voando com o vento quente e ela não faz ideia de como sair dali. Logo atrás das casas, ela vê um shopping.

Mas não vai se entregar. Não vai deixar que o sarcasmo no rosto da mãe desfaça tudo que ela fez para chegar aonde chegou.

Ela respira fundo e retraça todos os passos mentalmente, calculando como chegar à rodovia. Quando está voltando à cidade, ela decide ligar novamente para Stephanie. Seu telefone ainda está desligado e sua caixa postal está cheia. Ela gostaria de conhecer outra pessoa para quem pudesse ligar e perguntar sobre a colega, mas elas não são tão próximas, e Stephanie nunca apresentou outros amigos. Graciela tem seu endereço gravado em algum lugar no celular. A única coisa que faz sentido é parar em seu apartamento e ver o que está havendo.

Stephanie mora na Sweetzer, travessa da Melrose. Embora Graciela tenha passado toda sua vida em Los Angeles e, portanto, deveria saber melhor, ela sempre imagina que qualquer pessoa que trabalhe na indústria cinematográfica só pode estar muito bem e vivendo com as inutilidades glamourosas que estão fora de seu alcance. Principalmente alguém como Stephanie, que fala sobre seus contatos com pessoas importantes. Não se gabando, mas simplesmente porque sua vida é assim.

Graciela alugou *Silver Linings* pouco tempo depois de conhecer Stephanie. Ela teria gostado se houvesse mais trama e talvez uma história de amor com final feliz, mas o elenco tinha Ellen Page, Jean Smart, Sam Rockwell e uma participação de dois segundos de Johnny Depp. Era sobre uma família protestante do meio-oeste — o mais distante possível do passado de Graciela —, mas havia algo (disfuncional, é claro) no relacionamento entre Ellen Page e a mãe com que Graciela se identificou tanto que, durante dias, ela não conseguia tirar o filme da cabeça. Foi o fato de ficar tão comovida que a fez colocar Stephanie num pedestal. Não altíssimo, mesmo assim. Aparentemente, ela escreveu boa parte do roteiro, e você tem que admirar alguém que consegue criar algo que desperta tanto sentimento. Isso é talento.

Então, ela fica surpresa quando estaciona na casa de Stephanie e vê que é um prédio bem comum, de três andares, branco, de tijolinhos. Há algo meio selvagem nos hibiscos e buganvílias em frente. Ela tenta o telefone de Stephanie mais uma vez, sabendo que ela não vai atender e, é claro, ela não atende.

— Como se fosse atender à porta — Graciela murmura consigo mesma, mas sai do carro, mesmo assim.

Ela toca a campainha de Stephanie e — grande surpresa — ninguém atende. Graciela imagina que, se fosse Stephanie, ela apertaria mais algumas vezes, porém, mesmo tendo dirigido toda essa distância, isso parece rude. Ela fica ali, em pé, mais um minuto, mas não consegue fazê-lo. Pelo que sabe, Stephanie está fora da cidade ou correndo por aí, marcando reuniões. Ou talvez ela veja o número de Graciela no visor e não queira atender a ligação. Mas isso não explicaria o telefone estar desligado e a caixa postal cheia, além disso, Graciela está quase certa de que a campainha não está tocando dentro de um apartamento vazio. Dá pra sentir. Às vezes, ela tem certa sensibilidade para as coisas que realmente não sabe explicar.

Quando está prestes a partir, Graciela avista, através do vidro, uma jovem loira descendo a escada do segundo andar. A mulher abre a porta e sai e Graciela percebe, chocada, que, na verdade, ela não tem nada de jovem. Pré-histórica pra ser mais exata. Os cabelos loiros são de um dourado abrasivo e estão desfiados e estufados, formando uma bola dourada de laquê. Talvez seja peruca, mas, pela experiência de Graciela, a maioria das pessoas tenta deixar as perucas mais convincentes do que isso. Apesar de ter um rosto sem rugas, a pele da mulher, com peito e braços expostos (ela está usando uma regata, portanto, há bastante pele exposta), é sardenta e enrugada como um lençol. Tem muita bijuteria também, uma por cima da outra, então, não dá pra saber onde acaba uma pulseira e começa a outra.

— Está procurando alguém? — pergunta a mulher. Agradável, porém, ao mesmo tempo, desconfiada.

— Tenho uma amiga que mora nesse prédio, mas ela não está atendendo à campainha.

— Bem, talvez isso signifique que não esteja em casa — diz a mulher, dessa vez mais desconfiada do que agradável. Ela se vira para se certificar de que a porta está trancada, e é quando Graciela percebe que ela está com um colchonete de ioga pendurado no ombro.

— Adorei seu saco de ioga — diz Graciela. — Comecei a fazer ioga faz pouco tempo.

Isso a anima e ela instantaneamente começa a conversar.

— Que bom para você, querida. Continue. Eu já faço há vinte anos. Assim que me mantenho nessa ótima forma. — Ela flexiona o braço flácido. — Bikram, quatro vezes por semana, 180 graus. Tenho exatamente o mesmo peso desde que fiz vinte anos. Quanto acha que eu peso?

Graciela *não* vai cair nessa.

— Sou muito ruim nisso — ela diz. — É como adivinhar a temperatura. Nunca sei.

— Quarenta e seis quilos. Quarenta e seis e meio em período pré-menstrual.

Pré-menstrual?

— Ninguém consegue acreditar quando digo que tenho 47 anos.

Na verdade, Graciela também não acredita. Inverta os números e talvez esteja perto.

— Minha amiga que mora aqui foi quem me apresentou à ioga — diz Graciela. — Ela pratica sempre.

A mulher arruma um emaranhado de colares espalhafatosos.

— Bikram quer que eu tire meu certificado de professora, mas quem tem tempo? Vou lhe contar, eu tenho três filhas e há anos venho tentando fazê-las começar. Não estão interessadas. Estão no colégio interno. As contas!

— Minha amiga é Stephanie Carlson. Por acaso a conhece?

— Stephanie! Ela mora no apartamento ao lado do meu. Quer me colocar num filme, mas estou cansada de atuar. Pressão demais. Eu a amo. Fico feliz que ela tenha se livrado daquele namorado.

— É mesmo? — Graciela conhece Stephanie há aproximadamente quatro meses e ela nunca mencionou um ex. Talvez não fosse um relacionamento sério.

— É. Quando ele estava morando aqui, ela estava tão feliz o tempo todo que era deprimente. Estou farta de homens. E pode acreditar, não é que eu não tenha oportunidades. O pai das minhas meninas foi o último. Ele me deixou por uma mulher mais velha. Imagine só.

— Tem visto a Stephanie por aí, ultimamente? Ela não tem atendido meus telefonemas.

— Não a vejo há dias.

— Ah. Ela ia sair da cidade? De férias, ou algo assim?

— Eu cuido do que é da minha conta. Fico na minha. Faço minha ioga. Aos 42 anos, aprendi a me concentrar em mim mesma.

Nessa velocidade, ela será uma adolescente antes do fim da conversa. Se você vai mentir sobre sua idade, pelo menos tem que conseguir lembrar a idade que alega ter.

— Conhece algum dos amigos dela para quem possamos ligar? — pergunta Graciela.

— Você é enxerida — diz a mulher. — Linda de morrer, porém, enxerida. Não conheço ninguém. Mas vou lhe dizer uma coisa. Se ela não aparecer logo, eu vou ligar para o síndico. Não aguento mais o cheiro que está vindo do apartamento dela.

Katherine acende o pequeno aromatizador da sala de massagem.

— Lavanda ou bergamota? — ela pergunta.

Conor está sentado na beirada da mesa de massagem, olhando-a atentamente.

— Lee é a senhora que administra o estúdio? — ele pergunta.

— É. E eu adoro quando você usa "senhora". Isso é uma coisa de Boston?

Conor pisca para ela. Ele provavelmente resolveu nunca mais responder às suas perguntas e isso vai se tornar uma piada entre eles. Supondo que haja algo "entre eles".

— Vocês duas se dão bem? — ele pergunta.

— Temos alguns pequenos desentendimentos. Na verdade, eu a considero minha melhor amiga. E já que você não deu opinião, vou colocar a bergamota.

— Vai fundo. Não tenho a menor ideia do que seja isso mesmo. De qualquer forma, tenho o olfato muito ruim.

— Tomou muitos socos no nariz, Sr. Ross? Acho melhor tirar a camisa para sua massagem.

— Vamos começar por você. Do contrário, eu vou me sentir totalmente inferior e intimidado.

— Ora, vamos, você só quer ver meus peitinhos.

— Eu quero. Mas não já. Isso é estritamente profissional. Vou até lá fora e você se apronta.

Katherine desabotoa a camisa e a coloca na cadeira, depois se olha no espelho atrás da porta. Ela já fez terapia suficiente para saber que usou os homens para validá-la a vida inteira, para se sentir atraente, desejada, alguma versão de amada. Isso é comum em mulheres que foram sexualmente abusadas quando crianças. Algumas pessoas se sentem confortadas fazendo parte de um panorama maior — a infelicidade adora companhia? —, mas Katherine sempre detestou ser previsível e reagir como todo mundo, quase como se sua vida ou ações fossem determinadas pelo mau comportamento da porra de um *padrasto*. Ela sempre gostou de pensar em si mesma como sendo muito original.

Estranhamente — ou maravilhosamente —, ela nunca se sentiu tão atraente quanto agora, depois que entrou em hibernação sexual após o desastre de Phil. Isso também deve ser o esperado. Ela fez tanto trabalho de núcleo que sua barriga ficou lisa e seus músculos oblíquos estão rijos. Se Conor gosta de peitões, está sem sorte, porém, pela primeira vez em sua vida, Katherine começou a ser grata pelo fato de ter um corpo incrivelmente proporcional. Ela *não* tem o peito achatado, *não* tem quadris largos, *não* tem as mil e uma coisas que sempre imaginou ter. Ela é ótima do jeito que é. E, mais direto ao assunto, desde que vem tendo aulas com Lee, ela aprendeu a apreciar o que seu corpo pode *fazer* — apesar de todos os abusos que lhe foram impostos por todos, desde o padrasto até por ela mesma — em vez de focar em sua aparência.

Ela ouve uma batida na porta e se deita de bruços, com o rosto para baixo, meio desejando que eles estivessem em sua casa, meio adorando o joguinho que estão prestes a jogar. Talvez eles saiam algumas vezes, antes de chegarem aos finalmente. Isso seria inédito! Conor entra e fecha a porta devagarinho. — Pronta para seu horário, senhorita... Não sei seu sobrenome.

— Brodski — responde Katherine.

— Outra senhorita irlandesa — ele diz, ironicamente.

— Só de um lado da família. Vou deixá-lo adivinhar qual é.

Assim que as mãos dele tocam suas costas, Katherine sente uma onda de calor percorrer seu corpo. Ele pressiona as mãos no cóccix e começa a massagear, com seus grandes polegares, ao longo de um dos lados da coluna. Ou ele teve algum treinamento formal, ou é o amador mais intuitivo do mundo.

— Não sei se "senhorita" realmente se aplica aqui.

— Deixe que eu decido isso, está bem?

Quando ele sobe até seus ombros, ela se sente tão calma e relaxada que quase esquece de tudo. Na pior das hipóteses, ela pode encontrar outro local para alugar e fazer as aulas de Lee onde quer que ela pretenda oferecê-las.

Quando Conor começa a trabalhar em seu pescoço, ela sente seu hálito morno no meio de suas costas, então, levemente, quase como um sussurro, o roçar da barba em sua pele.

— Quem te ensinou a fazer isso? — ela pergunta.

Ele move o rosto subindo pelas costas dela, até que ela sente o hálito fazendo cócegas em sua orelha.

— Só estou inventando e me deixando levar — ele sussurra.

— Até agora, muito bom, Sr. Ross.

— Que bom que aprova. Você tem umas tatuagens interessantes aqui atrás.

— Elas não estão te assustando, estão?

— Sou mais durão do que pareço, Brodski. E eu aposto que você é uma garota bem mais boazinha do que finge ser.

— Bem que eu gostaria, Sr. Ross. De verdade.

O celular de Katherine começa a tocar dentro da bolsa. É o toque programado para a Lee.

— Quer atender? — pergunta Conor.

— É só a Lee, a que é meio que minha chefe.

— Nesse caso, você deve atender.

— Se você quer me transformar numa mulher honesta, Sr. Ross, seu trabalho será poupado.

— Não estou tentando transformá-la em nada — ele sussurra no ouvido dela. — Só estou tentando fazer você sentar para eu ver seus peitinhos.

— Então, está tentando nos dizer que alguém está desviando dinheiro do estúdio? — pergunta Alan.

O Hidrante da YogaHappens ergue as mãos, como se estivesse bloqueando um golpe. Seu nome é Chuck, e seu colega esguio e robusto se chama Dave. E já que subitamente as coisas ficaram sérias, Lee imagina que é melhor começar a pensar neles dessa forma.

— Opa. Ninguém disse nada sobre desvio.

— Só estamos dizendo que algumas contas não batem.

Alan levanta do sofá e começa a andar de um lado para o outro. Faz anos que ele enche o saco da Lee por deixar que as pessoas frequentem de graça, por dar independência demais às assistentes do estúdio para receberem dinheiro. A "Brigada dos Post-its" é como ele se refere a elas. Na maior parte de sua vida, Lee sempre enxergou o dinheiro em grandes categorias: Suficiente e Não Suficiente. Os detalhes nunca interessaram muito, nunca pareceram tão importantes. Ela sabe que essa é provavelmente uma forma ineficiente e imatura de olhar as finanças, mas, por outro lado, não consegue deixar de acreditar que o mundo poderia ser um lugar mais agradável e generoso se todos tivessem essa postura.

— Sou desleixada com dinheiro, eu confesso — ela diz. — Mas, no fim das contas, Katherine e eu somos as únicas que têm acesso a tudo.

Alan claramente tem um ponto de vista diferente.

— Jesus Cristo, Lee. Eu te disse que ela daria problema. Ela é uma viciada! Não se dá a chave do caixa a um viciado em drogas.

Lee quer falar há quantos anos Katherine já está limpa, de como acredita que devemos sempre dar uma segunda chance às pessoas, mas sabe que isso só levaria às picuinhas, o que resultaria em uma discussão desnecessária.

— Katherine é minha amiga, Alan, e eu não quero que fale dela assim.

— Ela acolhe uma porção de transviados — diz Alan.

Chuck e o robusto Dave se viram para Alan, assentindo, e Lee percebe que começa a soprar um vento do tipo nós X eles. Ou, mais especificamente, nós X ela.

— Lee faz isso? — pergunta Dave.

— A Lee, sim — diz Alan. — Ela acha que pode consertar qualquer pássaro ferido que encontra. Não tem dinheiro? Ei, não tem problema, o universo — resumindo, nós — proverá.

— "Ela" não põe transviados pra dentro — diz Lee. — "Ela" tem amigos e alunos, e, às vezes, "ela" é meio frouxa com as taxas, está certo, se as pessoas estão passando por dificuldades. No fim, isso é compensado por afeição e fidelidade. E, a propósito, "ela" tem conseguido pagar as contas todo mês, desde o primeiro dia em que abriu, cinco anos atrás.

Lee imagina o que seus alunos pensariam se estivessem assistindo a essa apresentação na primeira fila. Ela passa um bom tempo, em todas as aulas, falando sobre as formas de se evitar deixar que as pessoas o provoquem, e aqui está ela, entrando em modo *reativo*. Mas isso a faz perceber que ela está reagindo à sugestão de um contrato, também, sem saber de todos os fatos, tudo para proteger o ego de Alan, enquanto ele parece interessado em atacá-la dessa forma infantil. Mas, ao pensar nisso, por baixo de todo esse tom desafiador e da boa pinta, Lee percebe que sempre houve um lado dele de pássaro ferido, pelo qual ela foi atraída. No fim das contas, esse talvez seja seu lado mais irresistível. Engraçado ele criticá-la por querer cuidar das pessoas.

— Talvez devêssemos voltar ao contrato — diz Lee. — Achei que vocês estivessem interessados em comprar o estúdio.

Os caras pulam de volta ao modo ensaiado — Robusto e Hidrante —, quase como se ficassem aliviados por voltarem à terra firme.

Robusto: Temos olheiros vendo estúdios pela cidade inteira...

Hidrante: ...que, lamento dizer, ha ha, sempre acabam pagando a mensalidade integral.

Robusto: Ha ha, mesmo. Alguns parecem marginalizados. Lee! De qualquer forma, existe uma concordância de que você desenvolveu um estilo... único.

Hidrante: Eclético.

Robusto: Suave. Que vai além de meramente físico e abrange uma série de tradições e técnicas, junto ao elemento espiritual.

Hidrante: Criou um viés discreto, porém *mainstream*, que é raro.

Robusto: Em outras palavras, Zhannette e Frank precisam de você, Lee.

Hidrante: E de você também, Alan...

Robusto: ...no que vamos entrar em um minuto. Você traria algo à YogaHappens, Lee, algo que não temos. E nós lhe daríamos algo que *você* não tem — uma plataforma para transformar a vida de milhares de pessoas. Dezenas de milhares, depois que você começar a treinar outros professores.

Hidrante: E nós cuidaremos de todos os detalhes financeiros. Ei, nós entendemos que esse não é o forte de todo mundo. Conosco, você terá um salário garantido. Plano de saúde para a família inteira.

Robusto: Zhannette e Frank se comprometem a dar assistência médica a todos os empregados.

Hidrante: Você não teria nada a fazer, exceto se concentrar naquilo que mais gosta de fazer. Que provavelmente é o que sempre quis.

Obrigada por me informar, pensa Lee. Mesmo assim, é verdade.

Robusto: Vamos fazer de sua técnica uma marca registrada. Ninguém mais poderá ensiná-la, a menos que seja treinado e certificado por você.

Hidrante: Um curso de seis semanas. Setenta e duas horas, no total. Quatro mil e oitocentos dólares.

Robusto: Vamos chamá-lo de "Meditasana de Afluência Profunda".

Provocadores, mas até que ela gosta do nome.

— Qual é a pegadinha? — pergunta Lee. Sempre há uma pegadinha quando se está lidando com provocadores, então, é melhor que ela coloque isso às claras agora.

Os caras olham um para o outro, e o Robusto diz:

— É um contrato exclusivo. Você só pode lecionar na YogaHappens.

Hidrante: E, naturalmente, nós seríamos os donos dos direitos da Meditasana de Afluência Profunda.

Robusto: Mas tenho certeza de que isso é óbvio. Se houver um livro ou uma fita, algo assim.

Hidrante: Mas não vamos nos emaranhar.

"Direitos", como dinheiro, isso é algo a que Lee nunca deu muita atenção. É tudo conversa legal que não se aplica ao mundo real ou aos detalhes da vida diária com os quais ela se importa.

Enquanto tenta ao máximo deixar o ego fora disso, ela tem uma sensação crescente de que há algo incomum, talvez até especial, sobre seu modo de ensinar. Tanta gente aparece com lesões de outras turmas ou faz posições aleatoriamente, que aprendeu em outros lugares, e acaba causando mais estrago do que benefício. Ela já pensou em rotular o que faz, mas nunca levou a ideia muito a sério.

Ela olha para Alan. Ele está mergulhado novamente em seu canto do sofá, de braços cruzados. Por algum motivo, a roupa *sexy* e os cabelos brilhantes agora parecem tolices. Tudo estilo sem substância. Mas ela nunca consegue resistir ao ímpeto de cuidar dele e, tolice ou não, ela não consegue suportar a ideia de abandoná-lo.

— E quanto a Alan? — ela pergunta. — Vocês disseram que também estavam interessados nele.

— Naturalmente — diz o Robusto —, nós temos acompanhado o trabalho que você vem fazendo no estúdio, Alan. Você é um músico brilhante.

— Incrível — diz o Hidrante.

— As aulas com sua música ao vivo estão sempre cheias — diz Lee.

— Exatamente. E Zhannette e Frank vêm tentando encontrar a pessoa certa para tocar ao vivo em aulas especiais. E eles acham que encontraram essa pessoa em você.

— Eles estiveram no estúdio? — pergunta Alan.

— Não, claro que não.

Claro que não?

— Então...?

— Nós preferimos não discutir a vida pessoal deles com empregados — diz o Robusto, dando uma risadinha. — Tenho certeza de que vocês também.

Hidrante: A questão é que também temos uma oferta muito, muito boa para o Alan.

Robusto: Depois de termos assegurado sua posição, Lee.

O celular de Lee toca e ela dá uma olhada no visor. Ela não reconhece o número. — Desculpe — ela diz —, mas tenho que atender. Nós temos dois filhos e eles estão com uma babá.

— Os gêmeos — diz o Robusto. — Vá em frente.

— Lee, desculpe incomodá-la. — Um sussurro rouco, ligeiramente em pânico. Uma voz familiar que ela não reconhece imediatamente. — Me deram seu número lá no estúdio. É a Graciela.

— Oi, Graciela. Estou ocupada agora, então se...

— Desculpe, Lee, mas eu não sabia a quem mais ligar. Estou no apartamento de Stephanie.

— Está tudo bem?

— Não, não está. Nem um pouco. Preciso de ajuda.

— Cheiro? — Graciela pergunta à mulher mais velha. — Que tipo de cheiro?

— Como eu disse — ela responde —, não me meto na vida dos outros. Mas não é algo que eu considere agradável ou saudável. Ela tem aqueles gatos. Talvez seja isso. Mas algo precisa ser feito.

Gatos, mais uma coisa que Stephanie nunca mencionou a Graciela. Graciela também tinha duas gatas, mas Daryl é alérgico, então, teve que encontrar outro lar para elas quando ele veio morar com ela. A família para onde foram parecia amável e bondosa, e elas poderiam ficar ao ar livre, mas levar Martha e Chita de carro até Pasadena foi tão triste que Graciela nem gosta de lembrar.

— O síndico mora no prédio? — pergunta Graciela.

— Ele morava, mas nós precisamos fazer uns cortes de gastos, como todo mundo. Agora, ele vem três vezes por semana. Eu tive a chance de investir com Bernie Madoff, mas dar uma olhada nos números foi suficiente para fugir disso.

— Huuum... que bom pra você.

Graciela sabe que a única forma de conseguir alguma coisa com uma pessoa dessas é apelar para sua vaidade. A mulher pode até ser meio doida, mas, no momento, é a única chance que Graciela tem de entrar no prédio.

— Uma coisa que eu sempre me perguntei — diz Graciela — é se tem problema ficar com as joias quando se está fazendo ioga ativa. Quer dizer, essas pulseiras devem esquentar sua pele. Mas, como obviamente valem uma fortuna, onde você as deixaria, se as tirasse?

— Que bom que gosta. Você tem bom gosto. Minhas filhas dizem que eu pareço uma perua. Que bocas aquelas meninas têm! Nunca tiro esses troços. Bikram não deixa. Ele diz que isso dá um toque de glamour à turma.

— Tenho certeza que sim.

Há *algo* glamouroso nessa mulher, em seu jeito excêntrico e exagerado. Graciela olha alguns detalhes no emaranhado de correntes e pulseiras nos pulsos finos da mulher e os elogia. Isso tem o efeito desejado e, depois de mais alguns minutos de papo, Graciela pergunta à mulher se ela a deixaria entrar no prédio para bater na porta de Stephanie. Ela inspeciona Graciela, quase como se tentasse descobrir se ela está com uma arma escondida, depois concorda.

— Mas eu vou com você. Não quero ser responsabilizada por nenhuma invasão.

— A propósito, sou Graciela.

A mulher está curvada, remexendo um molho de chaves. As pulseiras, colares e dúzias de chaves formam um acompanhamento musical para cada gesto. Se ela sequer ouviu Graciela, não tem o mínimo interesse em seu nome. O tilintar está deixando Graciela ainda mais nervosa.

— Você tem um bocado de chaves aí.

— Sou colecionadora. Elas me dão sorte, mesmo sendo infernal para entrar no prédio.

Já lá dentro, Graciela percebe o cheiro de alho e incenso no corredor, e a mulher diz:

— Humm, pelo cheiro, Henrietta está fazendo aquele frango assado novamente. Esta é a porta de Stephanie.

Há um cheiro forte e desagradável perto da porta, meio disfarçado pelo frango com alho de Henrietta. Para Graciela, cheira a uma má combinação de comida podre com areia suja de fezes de gato. Ela bate de leve na porta de Stephanie e coloca o ouvido no metal. Não há resposta nem som lá dentro. Ela tenta novamente, dessa vez, com mais firmeza. Ainda, nada. A mulher vem por trás de Graciela e a cutuca para chegar para o lado.

— Desse jeito, você não vai chegar a lugar algum — ela diz. Ela bate na porta tão ruidosamente e com tanta insistência que alguém no fim do corredor põe a cabeça para fora da porta depois entra.

— Stephanie — ela brada. — Stephanie! É a Billie. Abra. Eu preciso falar com você.

Nada de resposta. Ela não se detém e tenta novamente.

— É a Billie, Stephanie! Abra ou vou chamar o síndico.

Milagrosamente, há um remexer lá dentro e a porta se abre. Antes que Graciela tenha a chance de perceber Stephanie, ela é recebida por uma onda de ar quente e parado, que traz com mais força o odor de areia cheia de fezes de gato e o cheiro inconfundível de álcool. Um gatinho magro, alaranjado e preto, sai no corredor e depois Stephanie, agindo como se estivesse tudo bem, para na porta e pergunta:

— Graciela, o que você está fazendo aqui?

Só que sua boca está tão seca que ela tem dificuldade para pronunciar as consoantes, e as palavras saem enroladas.

— Ela está preocupada com você, é isso que está fazendo aqui — diz Billie. — E olhando para você, não a culpo.

— Eu não tenho notícias suas há alguns dias — explica Graciela —, então fiquei preocupada.

Os cabelos curtos de Stephanie estão colados à cabeça e seus olhos estão tão vermelhos e inchados que, ao olhá-los, Graciela quase sente os próprios olhos doerem. Ela está vestindo uma blusa imunda, com uma sujeira que Graciela nem quer especular, e uma calça preta de moletom coberta de pelo de gato e farelos.

— Eu estive trabalhando — Stephanie fala arrastado, e é a coisa menos convincente que Graciela ouve há tempos.

— Imaginei que fosse algo assim. Sei que você está cheia de coisas pra fazer. Importa-se se entrarmos?

Antes que Stephanie possa responder, Billie já empurrou a porta e entrou no apartamento, e, incentivada, Graciela a segue. O apartamento não está com uma aparência melhor do que a própria Stephanie — há jornais e embalagens de comida para viagem espalhados por toda parte e, numa mesinha de centro, perto do sofá, mais garrafas vazias de vinho do que Graciela gostaria de ver. Há uma pilha de cobertores e lençóis embolados em cima do sofá, mostrando que Stephanie dormiu ali. A TV está ligada sem som e, depois de um minuto, Graciela percebe que é *Silver Linings*.

O mais inquietante de tudo é um monte de areia para gato no meio da sala, como se Stephanie estivesse desligada demais para encher a caixa e tivesse despejado o saco no chão.

Um gatinho cinza sai de debaixo do sofá e se esfrega na perna de Graciela. Ela se curva e pega o bichinho.

— Ah, Marlene, aí está você — diz Stephanie. — Estive procurando por ela. Desculpe por não ter chance de dar uma arrumada na casa hoje. Eu estava ao telefone e prestes a ver um vídeo de ioga.

Graciela pensa na última vez em que viu Stephanie. Não parece possível que tenha sido apenas duas semanas atrás. Ela decaiu tanto e é tão visível que Graciela fica com o estômago enjoado. Ela segura o gatinho junto ao ombro e esfrega o rosto em seu pelo, para se confortar.

— Stephanie — ela diz —, eu não... O que aconteceu? Como você...?

Mas Stephanie está com um olhar tão distante que claramente parece *não estar* ali, e Graciela sabe que ela não vai responder. Mesmo que ela própria conseguisse formular uma pergunta coerente. Billie se instalou na única poltrona da sala que não estava tão suja.

— Adoro essa poltrona — ela diz, batendo nos braços. — Você comprou na Ikea?

O que se deve fazer numa situação dessas? Seria mais simples se Stephanie estivesse desmaiada; então, Graciela poderia ao menos chamar uma ambulância. O que Graciela realmente quer fazer é sair correndo e esquecer tudo o que viu. Mas não pode fazer isso. Ela deve muito à Stephanie. Ela solta o gatinho no chão e caminha lentamente até a porta de vidro deslizante. Ela abre e entra uma onda de ar na sala, tão fresca e doce que faz Graciela pensar como ela nunca é inteiramente grata pelo ar de L.A. Ela sai na pequena varanda, pega o telefone e liga para a única pessoa em quem consegue pensar no momento.

Depois de muitos anos de uma experiência de vida bem pesada, Katherine achou que já tivesse superado a timidez e a modéstia. A lista de "Coisas que *Não* Fez" seria tão curta quanto a lista de "Erros que *Não* Cometeu". Mas o primeiro item na lista de novas experiências seria: "Namorar um cara honesto e decente". Então, talvez isso explique por que ela se sente tão estranhamente tímida sentada diante de Conor, seminua, ruborizada e contente depois de vinte minutos de massagem.

— Vire-se, Sr. Conor — ela diz. — Isso é uma cortesia profissional. Estou lhe ensinando os truques do ofício.

Ele corre as mãos pela coluna dela, até onde começa a curva das nádegas, dá um sorriso torto e senta na beirada da mesa de massagem, de costas para ela. Ela se levanta e recosta nele, de modo que ele sustenta seu peso. Katherine pode imaginar muitas formas piores de passar o resto do dia do que fechar os olhos e ficar exatamente nessa posição. E, francamente, ela não consegue pensar em muitas formas melhores. *Por favor, não ferre tudo*, pensa ela. Mas ela não tem certeza se está direcionando esse pensamento a Conor ou a si mesma, nem tem certeza se ainda existe um "tudo".

— Que bom que você atendeu — diz Lee. — Estou em casa.

— Eu sei — Katherine rebate. — Chloe disse que você estava numa reunião.

— Estava, mas não tenho tempo pra falar sobre isso. Acabei de receber uma ligação de Graciela. Ela está no apartamento de Stephanie e parece que Stephanie está com problemas. Talvez seja sério.

Assim que Lee dá a notícia, Katherine percebe que esperava ouvir algo assim há muito tempo. Stephanie tem uma energia estilhaçada, inequívoca de alguém que anda abusando de algo e segue rumo a uma queda.

— Álcool? — pergunta Katherine.

— Talvez pílulas também. Graciela não tem familiaridade nenhuma com esse tipo de coisa.

Até aí, nenhuma surpresa. Quaisquer que sejam os demônios de Graciela — e todos têm seus diabos internos —, eles claramente não têm nada a ver com drogas e bebida.

— Ela quer que eu a encontre lá. Não é uma boa hora, mas ela pareceu bem agitada.

— O que posso fazer? — pergunta Katherine.

Conor, aparentemente sentindo o clima, se vira e começa a massagear os ombros dela, passando o rosto suavemente em seu pescoço, enquanto Lee conta os detalhes. Lee gostaria que ela ligasse para Barrett e lhe pedisse para levar os meninos de volta ao estúdio. Era para todos ficarem aí por algumas horas e para dar a Barrett um dinheiro a mais caso ela tenha que levar os garotos para jantar. Depois, que caminhassem até a represa, onde Lee irá buscá-la. Ela não tem certeza se está preparada para enfrentar isso sozinha.

— Eu tenho alguma experiência com o assunto — Katherine responde, esperando que Conor não pergunte detalhes depois. — Estarei lá o mais rápido possível, estou com um amigo agora.

Conor vê isso como uma dica para beijar seu pescoço.

— Ah, o bombeiro! — exclama Lee. — Eu esqueci. Deixa pra lá, Kat. Fica aí. Eu dou um jeito.

— Não, eu não quero que você vá sozinha. Vou encontrá-la na represa. — Ela desliga o telefone.

— Algum problema? — pergunta Conor.

Relutante, Katherine desliza para descer da mesa e veste a camisa.

— Uma das alunas de Lee — ela diz. — Parece que ela andou numa bebedeira ou algo assim. Vou até West Hollywood com Lee para ver se posso ajudar. Boa Samaritana e tudo mais. — Ela se vira e Conor está alı em pé, de braços cruzados, ainda sorrindo. — Será que você não pode ficar ao menos um pouquinho decepcionado por eu estar partindo, Sr. Ross?

— Eu ficaria, se eu não fosse com você. Não se esqueça de que eu sou um Bom Samaritano profissional, Brodski.

Barrett tem vinte anos e está no último ano da faculdade. Ela é uma mulher baixa e pequena que, assim como muitas garotas que treinaram para ser ginastas profissionais, parece nunca ter passado dos quatorze anos. Ela usa os cabelos presos num rabo de cavalo e fala numa voz aguda, com a língua ligeiramente presa.

Ela entra derrapando no estúdio com os gêmeos, e se Katherine não a conhecesse, imaginaria que ela era a irmã um pouquinho mais velha deles. Algo que, considerando tudo, é bem arrepiante. O rosto dos gêmeos está borrado de chocolate, porém, conhecendo Barrett, provavelmente é do pudim de cacau vendido na lanchonete de comida saudável, no fim da rua. Barrett abre a porta da sala de ioga, e Michael e Marcus entram quem nem balas.

— Bonitinhos — diz Conor. — Eles lembram os filhos da minha irmã.

— Pobre irmã — retruca Katherine.

— Não diga isso! — diz Barrett. — Eles estavam melhores hoje! Só tiveram uma briga. Bem, só *uma* briga séria. Estão muito aborrecidos pelo que está acontecendo com os pais deles.

Bem, quem não está?

Marcus está empilhando os blocos de ioga de um jeito cauteloso, como faz tudo. Arquiteto é o palpite de Katherine para o futuro, mas, na verdade, ela realmente não entende muito de crianças. Assim que ele está com uma pilha caprichada da altura de sua cabeça, Michael vem correndo pelo outro lado da sala e derruba tudo. Marcus grita com ele e se posiciona para inutilmente defender seu território.

— Falei rápido demais — diz Barrett, com seu jeito peculiar. Sem esforço, ela se posiciona em cima do balcão da recepção.

Barrett dá aula de ioga para crianças nas manhãs de sábado. Por metade do preço, porque ela ainda não está completamente certificada. Barrett vem criando um grupo bem leal de mães que querem que seus filhos ingressem em algo que os ajude a se concentrar. Katherine observou a turma uma vez e não conseguiu suportar sua voz. Mas há espaço para um pouquinho de tudo.

Conor caminha até a sala de ioga e as portas de vidro balançam atrás dele. Como a maioria dos valentões, Michael reage bem a uma presença física mais imponente. Ele começa a recuar do irmão assim que dá uma boa olhada no tamanho de Conor. Conor se ajoelha no chão, diante de Marcus, e começa ajudá-lo a empilhar os blocos.

— Ei — ele chama Michael —, vem cá um minuto. Precisamos da sua ajuda.

— Esperto — diz Barrett. — Isso é exatamente o que se deve fazer — recrutar ajuda. Dessa forma, ele não vai querer derrubar. Só que ele não me ouve quando eu digo.

— Ter um metro e noventa ajuda — diz Katherine. — E cabelos ruivos. E um pinto. — Ela olha para Barrett. — Desculpe.

— *Não* sou criança — diz Barrett. — Eu sei o que é isso. — Ela recolhe as duas pernas em cima do balcão e dobra a cintura em direção aos pés, na inclinação mais perfeita que Katherine já viu. — Até chupei um.

— Isso é informação demais — retruca Katherine.

Katherine conta a Barrett sobre o novo plano de ação, sem mencionar os verdadeiros motivos. Quanto menos gente souber do problema de Stephanie, menos provável que os boatos se espalhem.

Conor sai da sala de ioga e passa a mão ao redor da cintura de Katherine. Por que isso está sendo tão fácil, tão rapidamente?

— Você cuidou de tudo muito bem — diz Katherine.

— Tô falando sem nunca ter feito uma posição na vida, mas não acha que alguém deve colocar aqueles garotos na aula de ioga?

Falando com os próprios joelhos, Barrett diz:

— Alan tentou fazê-los ir, mas *Lee* não quer forçá-los a algo só porque é seu campo de atuação, sei lá.

— Bem, parece que é onde você entra — diz Conor. — Você é a estagiária especialista em crianças, não?

Barrett se ergue e pula do balcão.

— Posso tentar — ela rebate. — Embora eu não tenha pinto.

Alguns minutos depois, Katherine e Conor estão caminhando até a represa para encontrar Lee. É um fim de tarde quente, e as casas brilham sob o sol.

— Você é bom em tudo? — pergunta Katherine. — É um daqueles caras legais que são realmente bons em *tudo*?

— Tenho muitos pontos fracos e muitas cagadas feitas, Brodski.

— Não sei se acredito em você. Tipo um passado de drogas e bebida?

— Já tomei algumas cervejas na vida. Mas drogas não. Meu irmão ferrou a vida com essa merda. Passei anos tentando mantê-lo limpo, ele melhorava, depois voltava.

— Lamento. Como ele está agora?

— Vamos falar de outra coisa — diz ele.

Sim, isso subitamente parece uma ideia muito boa.

— Há quanto tempo você está alocado no posto de bombeiros? — ela pergunta.

— Estou fazendo escalas em bairros diferentes. Provavelmente vou acabar ficando aqui por alguns meses. Sorte termos nos conhecido enquanto estou aqui.

Katherine espera que seja verdade. Ela quer, sim, acreditar que tenha sido sorte.

Após um dia que pareceu uma montanha-russa de emoções, é um alívio a visão de Katherine e seu bombeiro, sentados no banco ao lado da represa. Ele está espalhado no banco, com os braços abertos no encosto, mostrando uma envergadura que impressiona. Está dizendo algo que faz Katherine rir, rir de um jeito que Lee raramente vê. Seria legal se algo finalmente desse certo para Katherine nesse aspecto. É a peça que falta no quebra-cabeça de sua vida, depois de tantas decepções e desastres. Dá pra ver os dois radiantes quando vêm até o carro.

— Desculpem interromper o dia dessa forma — diz Lee. Ela quase usou a palavra "encontro", mas tem a sensação de que Katherine ficaria zangada.

— Conor é profissionalmente obrigado a ter seu dia interrompido por crises — diz Katherine, depois os apresenta.

— Eu adoraria ir junto e ajudar, se puder — diz Conor. — Mas, se for estranho...

— É claro que não. Talvez seja útil.

Há algo tranquilizador em Conor, sua presença grande e sólida, e Lee deixa que ele dirija até West Hollywood. De qualquer forma, ele é alto demais para caber confortavelmente no banco traseiro, e ela gosta da ideia de se esticar ali atrás. Ela lhes conta o que sabe da situação e Conor garante que sabe lidar com coisas assim.

— Conheço muita gente que se ferrou, repetidamente.

Katherine lança um olhar preocupado na direção de Lee.

Apesar de todo o progresso que Katherine fez nos últimos dois anos e sua pose de garota durona, ela ainda tende a levar as coisas para o lado pessoal, mais por se sentir mal em relação aos seus erros do passado. Ela sente que tem de ser criticada e punida, por isso, está sempre pronta para detectar a crítica, mesmo quando não há nenhuma. É aquela velha culpa católica que lhe foi incutida desde o nascimento: sobre não ser digna de amor, apesar de, pelo que parece, todos ao seu redor serem indignos dela.

— O que achou do estúdio? — pergunta Lee.

— É ótimo — responde Conor. — Bem discreto. Gostei disso.

— Conor virá ao seu *workshop* avançado de inversões semana que vem — diz Katherine.

— Cuidado com o que você brinca — ele diz. — Talvez eu apareça. Nunca liguei em fazer papel de tolo.

Lee liga para Graciela e, quando eles encostam diante do prédio de Stephanie, ela está em pé, na calçada, visivelmente abalada.

Quando Lee vai abraçá-la, Graciela desaba em seu ombro e começa a chorar.

— Desculpe — ela diz. — Me desculpa, mesmo. Provavelmente não deveria ter feito todos vocês virem até aqui. É que foi um dia longo e...

— Nem pense nisso — diz Lee. — O que está acontecendo aí?

— Eu nem sei. Ela parece estar fora de si, e o lugar está uma bagunça. Parece que ela está desidratada e fica apagando. Tem também uma vizinha maluca... De qualquer forma, assim que eu disse que achava que deveríamos ir a um hospital, ela ficou hostil. — Ela olha para Katherine e Conor. — Não tive a intenção de fazer todos...

— Tudo bem — diz Katherine. — Nós quisemos vir. Aliás, esse é o Conor.

— Oi. Desculpe fazer você vir até aqui.

— Ela te bateu? — pergunta Conor.

Graciela balança a cabeça negativamente.

— Como conseguiu isso... — Ele aponta para um pequeno corte na testa de Graciela.

— Ela jogou algumas coisas, mas não pareceu estar apontando para nada. Foi só um acidente.

— Eu conheço muitos técnicos de emergência — diz Conor. — Posso ligar para um e fazer uma ambulância chegar aqui bem rápido. Podemos pedir para que eles não venham com sirenes e que tudo seja feito bem discretamente.

Lee pode ver que Graciela está mais confortada pela presença desse cara do que por Katherine ou ela. Em sua exaustão, com seus cabelos cheios e embaraçados, suas feições morenas e pele perfeita, Graciela está ainda mais bela do que geralmente é.

— Não acha que isso irá piorar as coisas?

— Se acontecer, eu assumo a responsabilidade — diz Conor. — Vamos entrar. Há mais alguém lá dentro agora?

— Billie, a vizinha. Mas ela pode se virar sozinha.

Graciela começa a caminhar na direção do prédio. Katherine cutuca Conor e diz:

— Entre com ela. Ela está arrasada.

— Venha conosco.

— Talvez não devêssemos sufocá-la com pessoas demais. A gente liga daqui uns minutos, e vocês nos mandam entrar.

Lee os observa entrando no prédio, verifica a resignação no rosto de Katherine e se arrepende ter interrompido o encontro ao pedir a Katherine para vir até aqui.

— Que cara legal você arranjou — ela comenta.

— É. Provavelmente legal demais pra mim.

— Ninguém é legal demais pra você, Kat.

Katherine começa a rir.

— Mas que clichê, Lee. E não tem nada de verdade. Ele realmente merece é alguém como Graciela — meiga, sem passado.

Lee coloca a mão no braço de Katherine e diz:

— Não faça isso.

— Não sei do que você está falando.

— Por favor? Por mim? Não faça. Agora, vamos entrar e ver o que podemos fazer.

SEGUNDA PARTE

Nas últimas três semanas, toda terça e quinta de manhã Becky tem ido buscar Imani e a levado para uma aula de ioga num estúdio diferente, em L.A. Embora Imani soubesse que ioga era uma grande tendência e "todos" estavam fazendo, ela não tinha ideia de que havia tantas opções disponíveis. Becky lhe disse que conhece uns 120 estúdios espalhados pela cidade e que isso não inclui os locais privativos e as turmas lecionadas em centros comunitários, escolas e ginásios e na ACM.

— Como sabe de *tudo* isso? — pergunta Imani.

— Do jeito antigo: internet. Eu acompanho umas três dúzias de *sites* que têm críticas sobre os estúdios, dão notícias atualizadas e veiculam fofocas sobre professores. E tem fotos também, caso goste. E o Twitter tem sido *impressionante*. Toda tarde, às cinco horas, eu recebo notícias sobre as melhores aulas e *workshops* do dia seguinte. Todo mundo briga por uma vaga, então, você precisa se inscrever com antecedência ou tentar subornar para entrar. É pior do que conseguir ingressos para *shows*.

Não soa muito *om shanti* para Imani, mas ela é a novata ali e, sendo ou não ioga, isso é L.A.

— Não pode simplesmente usar seu nome? — pergunta Imani. — Isso deve ser suficiente para fazê-la entrar.

— Você está brincando? *Todo mundo vai*. Se eu ganhasse um Oscar, talvez subisse na lista. De qualquer forma, é constrangedor usar meu nome assim. Meu apelido nesses sites é "companheira de ioga", o que achei bem esperto.

— Bonitinho.

Becky está oficialmente "entre projetos", tentando entrar em forma para um filme que começa a ser filmado em algumas semanas. Ela tem que fazer uma cena de sexo, com nudez, portanto, quer estar em perfeita forma.

— Não tem dublê de corpo? — pergunta Imani.

— Claro que tem. Isso está em todos os meus contratos. Mas eu não quero que ninguém no *set* ache que estou usando um porque não estou em forma. Na verdade, preciso estar *melhor* do que a dublê para livrar minha cara, então, seria mais fácil se eu simplesmente fizesse a cena.

Imani sente-se sortuda porque nudez nunca foi uma opção em rede de televisão aberta. Se a ioga ajudar Imani a ficar com as coxas e músculos de Becky, ela está disposta a ficar olhando o infinito por alguns segundos, no começo da aula, fingindo que está visualizando a paz mundial. Em princípio, ela achou que Becky a estava chamando porque estava oportunamente disponível (a maioria das amigas de Becky trabalha sem parar) ou por se sentir mal por ela. Mas isso as aproximou bastante e agora ela se sente uma amiga de verdade.

O nome dos lugares é de que Imani mais gosta. Yoga Bind, Yoga Bend, Yoga Hop, Yoga House. Alguns usos inteligentes de "colchonete", "cão", "abaixo" e inúmeras brincadeiras com galhos e árvores e membros do corpo. Muito *dharma* e *karma*. Os nomes a fazem lembrar salões de beleza e como estão sempre arranjando algum trocadilho novo para "cabelo" quando você acha que já viu de tudo.

Essa terça, Becky liga para Imani às oito da manhã e diz que está mandando uma mensagem de texto com o endereço de um estúdio em Santa Monica e espera vê-la lá, às onze horas.

— Ora, qual é, Becky — reclama Imani. — Não dá pra achar algo um pouquinho mais perto?

— Ai, meu Deus, garota. É com o Taylor *Kendall*.

— Ainda estou esperando um bom motivo.

— Meu bem, eu estava *on-line* meia-noite em ponto quando eles abriram o *site* para reservas na aula dele. Consegui as duas últimas vagas e, segundo meu relógio, era meia-noite e dois. Ele é o melhor professor de ioga do país. Veja bem, ele treinou com...

Esse comentário origina outra lista de nomes que Imani nunca ouviu, alguns deles impronunciáveis, com uma pronuncia indiana, outros estranhamente andrógenos, nomes de novela, tão comuns em professores de ioga, como ela está descobrindo. Campbell Dylan. Chrysler Marks. Rand Bryce. E as pessoas criticam as mulheres negras por dar nomes africanizados a seus filhos! (Imani foi sugestão de sua empresária; a mãe tinha escolhido Loretta, um fato que nem Becky sabe).

O que Imani também descobriu é que há aproximadamente seiscentos professores no país que são, inquestionavelmente, *o melhor*. Engraçado que todos eles por acaso são *deslumbrantes*.

Porém, sendo ou não um longo trajeto, Imani concorda em encontrá-la. Ela sente que dar de cara com Becky na confeitaria foi algo do destino. Nas últimas semanas, ela tem se divertido mais com Becky do que... bem, há muito tempo. São todos esses trajetos de carro até partes da cidade onde nunca esteve, os saltos e pulos nos quais está ficando boa, até as roupas novas e divertidas que a fazem sentir *sexy* e atlética. Ela sempre esteve em boa forma, mas nunca se sentiu atlética. Há sempre um momento nessas aulas quando ela se vê revirando os olhos ("respire fundo, inalando e direcionando o ar àqueles pequenos espaços de seu corpo onde você guarda sua tristeza"), mas ela faz, mesmo assim. E não importa quão tolo aquilo soe, está surtindo algum efeito. Nem por um segundo ela acredita que contorcer a coluna esteja ajudando a "escoar as toxinas" ou seja lá o que deveria fazer, mas é verdade que ela começou a sentir como se o mau humor estivesse sendo escoado dela. Glenn também notou a diferença.

Meses após o aborto espontâneo, ela não suportava ser tocada por ele. Sentia-se traída pelo corpo e desconectada dele, como se ele tivesse rejeitado seu bebê. Ela nunca tinha se sentido tão desligada de si mesma. Quando ela e Glenn voltaram a fazer sexo, ela o fazia mais para agradá-lo. Ele era, e sempre fora, tão bom para ela. Se ele sabia que ela estava usando mais as suas habilidades de atriz do que sua paixão, nunca disse nada. Mas, nas últimas semanas, ela voltou a se sentir conectada e em controle. Todo aquele equilíbrio numa só perna a fez acreditar que ela é capaz de se tornar mestre em sua estabilidade, tanto física quanto de outras formas. Quando Glenn passou os braços ao seu redor, algumas noites atrás, ela se sentiu como se estivesse reagindo de um jeito que não acontecia há muito tempo.

Ela vai até o armário e veste um *top* cinza claro com debrum amarelo, feito de um tecido colante que absorve o suor como um sonho. Melhor de tudo, o decote em V mostra seu colo sem parecer que essa é a intenção. Como isso aconteceu? Ela experimenta algumas calças (ela já voltou cinco vezes à loja que Becky a levou!) e veste uma preta e curta. Ela pode abrir o zíper e mostrar as panturrilhas. Até o nome da empresa, que em princípio ela tinha achado bonitinho demais, agora parece atraente. Lululemon. É alegre e excêntrico, e, além de tudo, é assim que ela se sente quando veste as roupas.

O estúdio de ioga é um prédio branco e grande, a algumas quadras da praia, e às 11h15, quando Imani chega ali, já tem uma fila virando a esquina. É como frequentar cinema no Texas quando ela era pequena, naquela época em que as pessoas iam ao cinema. Para completar, há um monte de *paparazzi* na rua, tirando fotos. Dá quase uma sensação de pré-estreia. Maldito bando de abutres, mas, por outro lado, ela *adora* seu visual nessa roupa, então, joga o saco de ioga no ombro e dá uma corridinha até a calçada.

Becky está perto do começo da fila, papeando com Sue Holland, uma estrela mirim que se tornou alcoólatra, transformou-se em ídolo *teen*, depois se consolidou como atriz, e Faith, outra atriz protagonista de *Roommates*. Todas se cumprimentam com abraços fraternos apertados, com aquela inconfundível energia de espera da abertura das portas pairando no ar. Imani ouve os *paparazzi* tirando as fotos.

— Imani, aqui! Becky, como vai? — Seu agente ficará empolgadíssimo se essas fotos aparecerem na internet. Ela sabe que está linda.

— Você não me disse que o Johnny Depp estava dando aula — diz Imani, mostrando a longa fila.

— Fiz um *workshop* com Taylor, em Kauai — diz Sue —, e ele *acabou* comigo!

Isso dá início a uma competição entre Becky e Sue sobre quem teve a aula mais difícil e exaustiva e quem chegou mais perto de desmaiar, quantas vezes. Imani achou que todo o sentido da ioga fosse a ausência de competição, porém, com certeza presenciou muito disso ao longo das últimas semanas. Mas ela tem sido surpreendentemente boa em se manter acima disso. No entanto, pensando bem, ser radical quanto a não competir é apenas uma forma de competição.

— Eu sinto como se fôssemos meio dinossauros — diz a coestrela de Becky —, como se esses caras fossem as verdadeiras celebridades.

Alguém atrás delas, na fila, diz:

— No *site* de Taylor, ele diz que seu agente está negociando um *workshop* no Staples Center.

— Agente? — diz Imani. — Mesmo?

— Agora é algo grande — explica Becky. — Eles podem negociar contratos impressionantes com estúdios e *workshops* pelo mundo todo. Eu estava falando com Yram Tild, alguns meses atrás...

— Yram? — grita Sue. — Ela é incrível. Tento entrar num de seus *workshops* há meses. Você a *conhece*?

— Um pouquinho. De qualquer forma, ela disse que seu agente redigiu um contrato para viajar de primeira classe, o que faz sentido, porque ela tem que começar a dar aula assim que aterrissa. E muitos professores fecham contratos para a TV e para vídeos, então...

— Não posso acreditar que você de fato *falou* com Yram! — exclama Sue.

Imani tem uma vaga sensação de que houve uma época em que os professores de ginástica é que exultavam ao conhecerem astros de cinema e TV, porque isso os tornava mais importantes. Mundo louco.

— O mais legal — diz Becky — é que eu ganhei *três* ajustes no último *workshop*!

— Da *Yram*? — Sue dá um gritinho. — Ai, meu *Deus*!

— Como se soletra isso? — pergunta Imani.

— Y-r-a-m — responde Sue. — Ela é tão etérea e deslumbrante. É irreal. Ela é como uma princesa encantada. Tem pais americanos, mas foi criada num monastério no Himalaia por monges que lhe deram seu nome e treinamento.

Imani fica tentada a apontar que "Yram" é "Mary" escrito ao contrário, mas não quer estragar a animação de ninguém.

— Eu adoraria fazer sua aula — ela diz, torcendo para soar convincente.

A parte interna do estúdio é inesperadamente linda, com muita madeira rosada e paredes cor de marfim. A sala está aquecida e há um empurra-empurra, educado, porém tenso, para cada um encontrar sua posição. Imani notou uma expressão nas pessoas que estão marcando seu território com seus colchonetes. Elas plantam o equipamento com uma intensa concentração, nada de olhar para o lado, nem de reconhecer a presença de outra pessoa, embora todo o sentido da intensidade seja manter os outros longe deles. Seria mais simples colocar uma placa.

Mas hoje há tanta gente que os colchonetes estão quase amontoados, e metade das pessoas está sentada de pernas cruzadas, em posição de lótus, parecendo que vai explodir se alguém pedir que chegue para o lado. Alguém pede. Uma mulherzinha petulante, de *colant*.

— Desculpe, pessoal, mas terei que pedir que todos se reposicionem um pouquinho. Temos mais trinta pessoas entrando. Há espaço suficiente aqui dentro se nos alinharmos apropriadamente. Vamos começar no canto esquerdo e nos juntar mais.

— Espero que você não seja claustrofóbica — sussurra Becky. — Estou tão contente de ter dado um tapa antes de entrar na fila.

Quando Taylor Kendall entra na sala, há uma salva de palmas e um tipo de aclamação que Mick Jagger invejaria. Ele está sem camisa e com uma calça de cadarço larga, de algodão, revelando ligeiramente o comecinho da bunda. Ele não é alto e decididamente não é levantador de peso, mas há algo inegavelmente *sexy* em seu tórax esguio e perfeitamente proporcional, em sua pompa de bailarino, com as costas arqueadas e o peito estufado, como se estivesse exibindo uma tatuagem em algum lugar acima do mamilo. Seus braços são mapas de topografia muscular e do sistema circulatório.

— Certo, pessoal. Tem 86 pessoas aqui na sala. Mas sabem quantas estão na lista de espera? 125. E quantas não conseguiram vaga direto? Pelo menos duzentas.

Inexplicavelmente, isso provoca mais aplausos.

— Portanto, espero que façam bom proveito de seu tempo aqui e da *dádiva* de terem entrado. — Essa foi a primeira vez que Imani pagou trezentos dólares por uma *dádiva*. — Prontos para começar?

Mais aplausos e, dessa vez, Imani acompanha: Taylor está vagando pela sala e agora está ao lado dela.

— Certo, antes de começarmos, eu quero lhes dizer uma coisa. Sei que pareço um bobão, certo? Mas não sou tão idiota quanto pareço, está bem?

Há um rugido de riso e aplauso, mas, na verdade, Imani está aliviada pelo comentário. Ele não tem cara de neurocirurgião mesmo.

— Sei que muitos de vocês vieram até aqui hoje porque lhes disseram "Você precisa ir até Santa Monica fazer essa aula. Essa cara até que é um bom professor". Estou certo?

Uma porção de cabeças começa a sacudir. Ele pousa a mão no ombro de Imani.

— Estou certo, colega?

Só para constar, Imani tem vontade de dizer, *nem toda mulher negra da América quer ser chamada de "colega", principalmente por um cara branco e magrelo que ela nunca viu.*

Em vez disso, ela diz, ligeiramente alto:

— É, você está certo, *colega*.

Imani arranca uma grande risada da plateia e ele rapidamente se afasta dela.

— O importante a lembrar é que essa aula não tem a ver *comigo*. Tem a ver com *vocês*. Está bem? Não importa quanta gente estava tentando entrar em minha aula hoje. Não importa quantas vezes eu estive no programa *Larry King Live* (Três, certo?). Não tem importância se estive no programa *Today* ou se a revista *People* me elegeu como o mais "Sexy Sei Lá o Quê". Quem se *importa*? Talvez vocês tenham ouvido dizer que eu vendi mais DVDs do que qualquer outro professor de ioga. Do mundo! Grande coisa. Isso tem a ver com *vocês*. Essa aula só é boa se vocês assim a tornarem, para *vocês*. E, olhem, de qualquer forma, vocês podem comprar os DVDs lá na frente, depois da aula! Vou autografá-los por mais 25 dólares, 3% dos quais irão para a Fundação Taylor Kendall.

Talvez seja coisa da sua cabeça, mas Imani jura que ele está lhe lançando um olhar frio e duro. Ele desvia o olhar e esfrega as mãos.

— Estão prontos? — grita ele. — Eu disse, estão *prontos*? Certo, assim é melhor. Hoje vou deixá-los pingando. Vou esticá-los até abrirem e nós iremos *fundo*. Vocês terão que fazer barulho, portanto, façam barulho. Soltem tudo para fora. *Vamos!* Estão prontos? Vocês estão *prontos*? Maravilha. Agora, todo mundo sentado por um minuto, enquanto eu faço uma demonstração.

Lá pelo meio da aula, Imani, de fato, está pingando. Ensopada, na verdade, com suor escorrendo do rosto e até a ponta dos dedos. O fato de estar suando tanto a faz se importar menos com as pessoas por todos os lados, que estão pingando em seus colchonetes e, quando trombam seus corpos e estendem os braços, pingam em cima dela também. Taylor tem cabelos encaracolados compridos que passam dos ombros. Ele começou a aula de rabo de cavalo, mas, nos últimos cinquenta minutos, o prendeu com uma presilha, fazendo um pequeno coque, deixando a frente solta, caindo sobre seus ombros. Imani quer taxá-lo como o mais irritante narcisista, mas ele é um *showman* excelente e, pelo menos, até certo ponto, isso é *showbiz*.

A maioria dos alunos são mulheres magras de vinte e poucos anos, que se aperfeiçoaram na habilidade de chamar atenção para si mesmas enquanto aparentam estar completamente absorvidas pelo que estão fazendo. Os homens apresentam uma semelhança notável com Taylor, pelo que ela pode perceber, os mesmos biotipos, de cabelos compridos ou totalmente carecas.

Embora Taylor já tenha feito dois ajustes em Becky e um em Sue (engraçado como você rapidamente entra na onda desse negócio), ele nem tocou Imani desde a pequena interação que tiveram antes da aula começar.

Infelizmente, isso está prestes a mudar.

Até onde Imani pode ver, ele está colocando a turma em ritmos iguais aos de quase todas as aulas que Becky a levou. A grande inovação é que cada posição foi renomeada, com ênfase em partes da anatomia. Não é a "postura do cão" ("muito negativo e humilhante"), mas "bunda pro alto". Nem "posição da criança" ("as crianças fazem mil posições por hora"), mas "joelhos abertos". Não é "arado", a pose em que estão agora, mas "virilha no rosto".

— Afastem os joelhos flexionando-os em direção às orelhas e aproximem o rosto à virilha — ele explica. — Vocês estão suados, estão soltos, aí está sua chance.

Imani não quer uma chance. Suas costas começam a doer e a combinação do calor, do suor e as imagens que Taylor está usando estão começando a fazê-la passar mal. Ela fica na pose de arado, com as pernas retas. Já está puxado o suficiente para ela.

É quando ele se aproxima, ajoelha no colchonete, com a frente do corpo pressionando as costas dela e o rosto praticamente entre suas pernas. É o mais perto que ela já chegou de trair Glenn, desde que parou de fazer cenas de amor em *X.C.I.A.*

— Dobre os joelhos — ele diz.

Ela sacode a cabeça, contorcida demais para dizer qualquer coisa. Além disso, ele a olha com ainda mais hostilidade. Deixa ele. Ela não vai ceder. Ele põe as mãos atrás das coxas dela e faz pressão. Ao sentir a resistência dela, ele dá um empurrãozinho.

É quando Imani sente algo estalar na parte debaixo das costas.

A posição mensal de Lee: abril
Marichyasana

Escolhi a *marichyasana* como posição do mês porque, assim como todas as posições de torção, é desintoxicante. E como existe um milhão de variações para ela, há uma versão para cada necessidade. E, aqui entre nós, quem não precisa de um pouquinho de desintoxicação de vez em quando?

Se você estiver tentando lidar com um vício químico, essa posição pode ajudar o fígado e baço a lavar todo o veneno que você tem acumulado em seu organismo, fazendo-o parecer uma caixinha de fezes abandonada.

Mas drogas e álcool não são as únicas coisas das quais precisamos nos desintoxicar. Há relacionamentos que nos deixam tão cheios de veneno emocional e espiritual que precisamos nos purificar em nível profundo, torcendo e espremendo tudo isso para fora de nossas colunas (meio parecido com o modo como às vezes queremos "torcer o pescoço de alguém", naquela época, antes de praticarmos ioga, quando ainda soltávamos metáforas violentas).

E, às vezes, precisamos expulsar os padrões autodestrutivos de comportamento que nos impossibilitam aceitar que merecemos um bom relacionamento, um emprego estável ou apenas uma *folga* de vez em quando.

Mas há um negócio com essa torção e desintoxicação — não tem tanto a ver com a *torção* em si quanto com o *erguimento*. Sua cabeça, seu coração, seu espírito. Porque você não pode entrar em *marichyasana*, ou qualquer das posições de contorção, a menos que mantenha seu peito erguido, abra seu coração e esteja pronto para ingressar nela.

Acredite, você não pode começar a limpar todo esse lixo emocional e espiritual de sua vida sem antes estar pronto para levantar a cabeça, abrir seu coração e superar os velhos padrões e reações ensaiadas e expectativas de fracasso.

Erga, abra, torça. Lave, enxágue, repita. Não pense demais. Apenas faça. Não se retraia.

Namastê
Lee

P.S. A turma de Barrett, de sábado de manhã, chamada "Bom Cãozinho", está realmente começando a decolar. Conte aos seus amigos. E não esqueça: não é *só* para meninas. Meus gêmeos estão se divertindo!

Lee aperta o botão "postar" e fecha seu *notebook*. Embora ela detestasse contar as horas que passa *on-line* — por necessidade, em grande parte, pelo trabalho —, Lee nunca foi grande fã do computador. "A posição mensal" acaba sendo "A posição trimestral, com sorte". É estranho pensar que, como professora de ioga, ela tenha que manter uma vida ativa *on-line* só para ficar em contato com seus alunos e manter o negócio. Parece contraintuitivo. Ainda assim, há algo meio aconchegante em deitar na cama, verificar o *e-mail*, pedir as compras do mercado, como começou a fazer depois que Alan se mudou. Adaptação.

No último mês, a vida entrou num tipo de rotina. Lee não pode dizer que não sente falta de Alan pela casa, pois ela sente. Ela não admitiria isso para muita gente, pois, por mais humilhante que seja quando alguém a abandona (com apenas planos vagos de voltar, no futuro), é ainda pior sentir tanto a sua falta, como ocorre com ela. Todo esse incidente com ele a fez questionar o valor de trabalhar tanto para não se sentir zangada o tempo todo. Talvez um pouquinho de raiva íntegra ajudasse. Talvez ela realmente *devesse* se imaginar torcendo o pescoço dele. Ou, mais diretamente, talvez ela não devesse se sentir tão culpada quando, *de fato*, imagina isso.

Ela sempre se preocupa se está traindo seus alunos nesses momentos. Sente-se uma hipócrita.

Semana passada, ela estava deitada na cama e pensou em lhe dar um soco, realmente dar um sopapo e gritar com ele. Mas ela passava por circunstâncias atenuantes.

Ele tinha vindo discutir o contrato com a YogaHappens e perguntar se ela já tinha chegado a uma decisão. Desde a reunião como "os caras", na casa deles, três semanas antes, ele pressionava para ela seguir em frente com o negócio. Ainda há alguns questionamentos com relação à quantia que eles de fato ganharão, mas uma coisa é certa: será *muito* mais do que agora, com o salário de Alan como um bônus completo.

— Estou pensando bem — ela respondeu.

— É, eu sei. Mas eles não vão te dar a eternidade para responder. Seria bom para você, Lee, uma verdadeira oportunidade.

Ela não se importa por Alan apoiar tanto esse plano, e não é por ser totalmente contra, mas o que a incomoda é ele, em vez de ser franco quanto aos seus motivos e vantagens, gastar toda sua energia tentando convencê-la de que tem a ver com os benefícios para *ela* e a carreira *dela*. Por que ele simplesmente não lhe diz a verdade, francamente, pelo menos uma vez na vida? Será que é tão difícil?

— Estou pensando bem, Alan.

Eles estavam sentados à mesa de jantar, enquanto as crianças assistiam à aula "Bom Cãozinho" de Barrett. Alan olhou do outro lado da mesa para ela, meio triste, ligeiramente suplicante. Então, um conhecido brilho surgiu em seu olhar, e Lee soube exatamente o que ele estava pensando. Por um minuto, ela esqueceu que tudo estava diferente na vida deles. De repente, ela sentiu aquela conexão entre os dois que usavam para se comunicar sem trocar uma palavra sequer. O óbvio desejo dele por ela começou a aquecer o corpo dela, sem que uma palavra fosse dita. Ela percebeu o quanto sentia falta de seu toque e como sentia falta da libertação que sempre sentiu ao fazer sexo com ele, olhou seus lábios escuros e fartos e simplesmente o *desejou*. Mais tarde, quando contou isso a Katherine — a única pessoa com quem falou a respeito — ela disse que estava com tesão, algo mais fácil do que entrar no assunto do anseio e da solidão.

Naquele dia, ela olhou de volta para Alan e manteve o olhar por um segundo. Quando ela percebeu, ele estava a encostando no sofá da sala e deslizando as mãos por suas coxas. Ela deu um pulo e enlaçou as pernas ao redor da cintura dele, e ele a carregou até o quarto. Ambos pareceram movidos por uma intensidade e fome tão maiores que o habitual que, quando suas bocas se juntaram, Lee se pegou suspirando e sentiu seu corpo derreter de uma forma que não sentia há muito tempo. Um pequeno pulsar no fundo da mente ficava repetindo *Ele voltou, ele voltou*, sem parar, quase como se ela precisasse se convencer. Até a preocupação de que talvez houvesse outra pessoa começou a se dissolver: ele não estaria assim com ela se estivesse saindo com outra mulher.

Mas, depois, ele pulou da cama e começou a se vestir.

— Isso foi divertido, gata — ele disse.

Divertido? Noventa minutos de *power* ioga suarenta podem ser "divertidos", mas essa não é a palavra que deveria ser usada para descrever o que eles tinham acabado de fazer.

— Pense no contrato, está bem?

Dois minutos depois, ele tinha partido. No fim das contas, não voltou, mas partiu novamente. Foi quando ela começou a pensar em estrangular o cara.

Seu celular começa a tocar na mesinha de cabeceira e ela vê que é a mãe. É uma ligação para a qual não está preparada, a essa hora da manhã, num sábado. Porém, graças ao senso de obrigação, ela estica o braço e atende. Mas não é só por obrigação. Lee sente pela mãe uma complicada combinação de amor e pena, e está sempre torcendo, com um misto explosivo de otimismo e pensamento mágico, para que numa dessas conversas a mãe pare de projetar em Lee as dúvidas sobre ela mesma e as duas encontrem o amor que sentem uma pela outra escondido por baixo dos ressentimentos.

Quando jovem, Ellen queria ser escritora. Assim que saiu da faculdade, conseguiu um emprego numa editora e morava com uma colega, na Bank Street, em West Village, num daqueles apartamentos baratos que eram fáceis de achar no fim dos anos sessenta. Se você acreditar na versão que Ellen conta de sua própria história, essa foi a época mais feliz de sua vida. Ela gostava de seu emprego, escrevia na mesa da cozinha, à noite, e recebia "rejeições promissoras" do *New Yorker*, da *McCall's* e de várias outras publicações para onde mandava suas histórias. Ela tinha certeza de que algo estava para acontecer e de que sua vida estava prestes a se abrir.

O que aconteceu foi que ela conheceu o pai de Lee. Ele era vinte anos mais velho que Ellen e um famoso editor da Random House. Alto, bonito, inteligente — como ela poderia dizer não quando ele a pediu em casamento? Ela teria muito mais tempo para escrever assim que saísse do emprego e fosse morar com ele em Darien.

Só que não foi bem assim. Provavelmente, nunca é *assim* para ninguém. Ellen simplesmente se perdeu na vida do marido. Comparada aos escritores famosos com quem o marido trabalhava, muitos dos quais os visitavam nos finais de semana, suas ambições pareciam ridículas, e todas aquelas "rejeições promissoras" eram apenas lembretes do que lhe faltava em termos de talento. Ela se tornou mãe, dona de casa.

— Ah, Lee, Lee, desculpe, parece que te acordei, querida. Nunca sei que horas você dá aula.

— Tudo bem, mãe. Já faz um tempo que estou acordada. Como vai tudo?

— Está tudo ótimo, meu bem. De verdade, faz *anos* que não fico tão feliz.

— Fico muito contente, mãe.

É verdade. Quando a mãe está deprimida, ela tende a ficar autopiedosa e zangada, descarregando em Lee ou em qualquer um que esteja por perto a acusação de não compreenderem seus problemas nem serem gratos pelos *sacrifícios* que ela fez pela família e parecendo pessoalmente afrontada por cada boa notícia, mesmo sobre seus netos. Quando está feliz, ela tem menos ataques ou, ao menos, tudo tem tom mais alegre.

— Não vai me perguntar o motivo, querida?

Eu esperava que você perguntasse dos gêmeos, Lee não diz.

— Ia perguntar agora, mãe.

— Ah, Lee. Você vai adorar essa notícia. É boa em tantos aspectos. Realmente reúne muitos dos meus interesses.

A voz da mãe tem aquele tom que ela usa quando espera uma crítica e se antecipa para rebatê-la.

— Mal posso esperar para ouvir, mãe.

— Eu sei que você vai achar meio maluco, mas, realmente, eu acho que isso vai nos aproximar ainda mais, querida. Você sabe que isso é o que eu sempre quis.

— Eu sei, mãe. — *É o que eu sempre quis também*, Lee não é boba de dizer. Se o fizesse, a mãe interpretaria como uma crítica, e ela perderia mais meia hora de vida.

— Bem, *inspirada* em você, eu comecei a fazer aulas de ioga, na ACM.

— Você já me disse, mãe. Eu acho ótimo. — Pelo que ela tinha ouvido, a mãe tinha ido a duas aulas, depois concluiu que era um desperdício de dinheiro. Talvez tenha voltado. Uma pequena onda de inquietação começa a se apoderar de Lee, e ela se arrepende por ter atendido à ligação.

— Sei que você não deve acreditar, mas eu sou muito *boa* nisso. Eu já consigo fazer quase todos aqueles negócios de se curvar pra frente e tudo o mais.

— Você sempre foi tão flexível.

— Você está dizendo da boca pra fora, mas é *verdade*. De qualquer forma, eu fiz amizade com o professor de ioga de lá, o Laurence, um jovem adorável que está sempre cheiroso. E *não* se pode chamá-lo de Larry! Bem, eu o convidei para vir aqui jantar, numa noite, porque queria que ele visse a casa. Ele apareceu com o "amigo", Corey ou algo assim — muito simpático. E o Bob nem se importou que fossem dois homens. Eu sei que você acha o Bob um grande republicano, mas ele também apoia o Lieberman.

Lee está com a mesma sensação como se a mãe tivesse acabado de entrar em sua casa, com um baú imenso, dizendo que veio para ficar seis meses. *Ah, mãe*, ela gostaria de dizer, *não me diga o que acho que está prestes a dizer*.

Quando Lee era criança e sua professora de flauta disse a Ellen que Lee "prometia", Ellen saiu e comprou uma flauta doce e fez duas aulas. Isso foi antes do divórcio, na época em que Ellen e o pai de Lee tinham dinheiro. Ellen nunca apoiou as ambições de Lee, porém, assim que ela ingressou na faculdade de Medicina, começou a pesquisar cursos de enfermagem. Quando a irmã de Lee entrou na Julliard, Ellen começou a fazer aulas de piano. Poderia-se dizer que tudo isso foi uma forma lisonjeira de a mãe estar mais próxima das filhas e encontrar algo em comum, mas, no fim das contas, Ellen ficava decepcionada com suas próprias habilidades e propositalmente deixava todos culpados por seus próprios talentos. *Tudo é tão fácil para vocês. Vocês se acham tão melhores que eu. Estão sempre* rindo *de mim, não adianta fingir que não.*

Então, agora estava acontecendo novamente.

— Laurence acha que eu daria uma excelente professora. Não em *seu* nível, querida. Não se preocupe, pois não quero competir. E, de qualquer forma, já que estou aqui no leste, não disputaríamos os mesmos alunos. Laurence diz que há uma demanda imensa para o que ele chama de "ioga para senhoras", o que, aparentemente, é um termo bem mais afetuoso e positivo do que parece.

É verdade que existe uma necessidade de professores mais compassivos para instruir alunos mais velhos, que tenham exigências físicas diferentes. Sua mãe não é exatamente atlética, mas tem um bom condicionamento. Seria beneficiada por um bom mentor.

— O Laurence oferece treinamento para professores? — pergunta Lee.

— Você está querendo dizer que ele está apenas me agradando para ganhar dinheiro me treinando. Enganando uma velha tola. Daqui a pouco você vai me acusar de ter uma queda por ele. Como se eu não soubesse que ele é *gay*, e mesmo que não fosse, seria muito improvável que se sentisse atraído por mim. Ora, Lee, me dê um pouquinho mais de crédito!

— Eu não disse isso, mãe. Só estava pensando...

— De qualquer forma, essa não é a questão. A questão é que ele se apaixonou pela casa. Ele estava à procura de um lugar para usar como um retiro de ioga e acha que aqui seria perfeito. Dá para imaginar, querida?

— Para ser honesta, acho que eu não pensei nisso.

— Ah, agora você está tentando me desencorajar, mas eu acho que ele está *certo*. Poderíamos colocar aqueles colchonetes lá na varanda durante o verão. E ele acha que o celeiro poderia ser transformado num grande estúdio de ioga, ou algo assim, por uns cem mil. De qualquer forma, teremos que pedir outra hipoteca para construirmos banheiros extras.

— Achei que o Bob estivesse meio apertado durante a crise. — Bob era um homem ineficaz, que se aposentou do ramo de seguros exatamente no momento errado. Lee torcia para que ele tivesse investido a menor parte de seu dinheiro com sabedoria e guardado uma boa porção.

— Lee, quando você resolveu entrar nesse negócio de ioga, eu não a desestimulei.

Verdade, deixando de considerar como desestímulo quando alguém diz: "Ioga é uma maluquice. Você se daria melhor se fugisse com o circo".

— Honestamente, mãe, se você já pensou bem e realmente acha uma boa ideia, então, estou contigo, cem por cento.

— Isso era tudo que eu queria ouvir, meu bem. Tudo que quero é seu apoio. Não quero, nem espero, nada além disso. Ah, mais uma coisa. O Laurence quer organizar um fim de semana beneficente aqui, para as coisas decolarem e para levantar algum dinheiro para os blocos e cintos ou seja lá o que for. E ele me perguntou se você e o Alan poderiam ajudá-lo nisso. Seria uma ajuda e tanto, se vocês pudessem, uma grande instrutora de ioga e seu marido, astro de Hollywood. Poderíamos usar os nomes de algumas celebridades para quem você dá aula. Quem saberia se é verdade ou não? Seria incrível. Ele tentou arranjar aquele cara asiático de cabelos compridos, sabe? Esqueço o nome dele. Mas ele quis ser *pago*! Dá pra acreditar? O sentido todo é a *beneficência*. E ele queria que pagássemos por sua passagem aérea! Mesmo depois que eu disse ao seu "empresário" que ele poderia ficar em nosso quarto, e nós dormiríamos no quarto de hóspedes. Eu também disse que faria o café da manhã dele.

— Vou pensar, mãe, mas, para ser honesta, agora não é o melhor momento.

— Eu sei que sou completamente insignificante na vida de vocês, meu bem, mas eu os ajudei quando precisaram de dinheiro. Vocês virão ao leste nos visitar de qualquer maneira, não é?

— Eu queria falar sobre isso mesmo. — Ela tinha esperanças que Alan voltasse para casa antes que fosse necessário contar à mãe.

— Há algo errado? — pergunta Ellen. — Não é com os gêmeos, é? Eu sei que não acredita em mim, mas eu tenho um sexto sentido sobre essas coisas.

— Não é com os gêmeos, mãe. Eles estão bem.

— Graças a Deus. Eu sabia que não podia ser. Eu teria tido uma intuição.

Mas Lee ainda não consegue mencionar o assunto, então, ela diz à mãe que recebeu uma oferta para trabalhar num grande estúdio de ioga, com plano de saúde e tudo mais, e provavelmente não deve deixar L.A. por uns tempos.

— Em outras palavras, você está dizendo que meu pequeno retiro agora é muito caipira para você. Bem, eu nunca fingi ser algo grande, como a *sua* vida. Me dá crédito por *alguma coisa*, Lee.

— Por favor, mãe, não faça isso. É que... Alan saiu de casa temporariamente, mãe.

Há uma longa pausa no outro lado da linha, depois, num tom diferente de voz, cheio de ternura e compaixão, algo que Lee soube — sempre soube — que a mãe era capaz de ter, Ellen diz:

— Eu lamento muito, meu bem. — É quase como se a criança petulante e insegura de alguns minutos atrás tivesse passado o telefone a um adulto. — O que aconteceu?

Lee conta sua versão da história, que quase faz sentido para ela conforme está falando. Ela enfatiza que ninguém está planejando nenhuma ação drástica por enquanto, mas agora tudo está meio complicado.

Não que eles estejam se separando, é só para dar uma respirada. A mãe chora ruidosamente. Ela murmura algo sobre os gêmeos, e Lee fica feliz por ter contado e, nesse momento de tristeza compartilhada, se sente mais próxima da mãe, de um jeito como não se sentia há muito tempo.

Ellen assoa o nariz.

— Fico tão feliz que você tenha sentido que podia me contar, meu bem. Isso me faz sentir tão mais próxima de você. Então... talvez Alan possa vir sozinho tocar no evento beneficente, enquanto você fica aí, tomando conta dos gêmeos.

Stephanie está segurando sua segunda Coca Diet e terminando sua oferta de *Above the Las Vegas Sands* a Sybille Brent. Sybille parece estar ouvindo de uma forma vaga, encharcada de vinho, largada nas almofadas do banco do Sky Bar, no Mondrian Hotel, com suas pernas magérrimas cruzadas. Já é quase noite e, do local onde está sentada, Stephanie vê quilômetros e quilômetros de Los Angeles, banhada pela nuanças douradas e amarelas do crepúsculo, e tons doentios de um ar insalubre: bonito, suave e lânguido. Algo saído de um sonho febril, é assim como Stephanie frequentemente vê a cidade abarrotada nessa dolorosa hora de transição do dia. Ela não consegue entender se os pequenos acenos que Sybille dá com a cabeça e os seus olhos arregalados representam um interesse autêntico ou um desapego condescendente sobre o que está dizendo. O bar é uma imensa sala ao ar livre. Uma brisa fresca e agradável sopra pelas buganvílias, e os cabelos macios e brancos de Sybille se movimentam ligeiramente.

O empresário de Stephanie arranjou a reunião. Sybille, uma mulher de certa idade — embora ninguém esteja certo de qual seja —, recentemente fez uma vasta fortuna, com um divórcio horrendo e espetacular do marido, um grande construtor nova-iorquino. Ela está passando alguns meses no Mondrian, para ficar longe de Nova York, e busca projetos para investir. Houve uma época em que ela tinha ambições para atuar, e investir é uma forma de se conectar ao negócio numa fase mais madura da vida, sem parecer ridícula. Isso lhe daria algo a fazer, uma participação em filmes e um crédito na tela para que as amigas aplaudissem na estreia.

É uma forma relativamente comum de levantar fundos para um projeto, mas não é a mais fácil. Em alguns aspectos, isso desvaloriza o projeto — todos sabem que essa não é a primeira escolha para fundos — e geralmente esse pessoal quer algo em troca — um papel para algum amigo ou uma participação na filmagem. Ao longo das últimas semanas, Stephanie teve quatro reuniões com gente assim, todas bem desanimadoras. Ninguém leu o livro; ninguém parece nem interessado na história. Todos querem falar sobre o elenco (sem realmente conhecer os papéis) e soltar uns nomes de gente que alegam conhecer, com quem supostamente trabalharam ou que esperam que ela conheça. Um cara chegou a perguntar se poderia ser filmado em 3-D.

— Eu não tinha pensado nisso — ela disse.

Às vezes, todo esse fingimento mútuo a faz se sentir meio maluca, embora certamente menos doida do que antes da intervenção vergonhosa em seu apartamento. E já que mais nada deu certo para Stephanie, vale a pena tentar. Alegar ter levantado uma parte do orçamento tornará mais provável que outros invistam e, de qualquer forma, isso é melhor do que ficar largada pelo apartamento com um monte de garrafas vazias e areia suja de gato. Mas agora ela não vai pensar *nisso*.

— Gosto da forma como você descreve a trama — diz Sybille.

— É um romance impressionante, e o autor é incrivelmente talentoso.

— Eu li o livro na semana passada, assim que marcamos a reunião. Achei interessante e intenso, mas excessivamente elaborado em alguns pontos. Um jovem autor usando a linguagem como um novo brinquedo e um pouquinho apaixonado pelo som da própria voz.

— Tem um pouco disso — concorda Stephanie. Ela sempre sentiu isso, mas nunca foi mencionado em nenhuma das resenhas, então ela manteve suas reservas para si. Stephanie está impressionada que Sybille tenha lido o romance e que tenha observado um ponto fraco da escrita. Ela tem uma voz aveludada, porém ligeiramente rouca, como a de Lauren Bacall, e a aquela forma cuidadosa e modulada de articular cada palavra.

— Parece que você lê bastante — diz Stephanie.

— Sim, mas não conte a ninguém. Hoje em dia, isso a faz parecer fora de moda. Eu estudei literatura em Vassar, outra informação que não conto por aí, pois já pareço suficientemente diletante. Sua descrição do livro faz mais sentido para mim, estruturalmente, do que o livro em si — Sybille prossegue. — Gostei da forma como você enfatizou o casamento da irmã. Acho que isso poderia enquadrar todo o contexto, composto de forma a ser o rumo que a história toma, desde a primeira cena.

Quando Stephanie mencionou essa mesma ideia ao autor, ele ficou ofendido e se recusou a falar com ela por duas semanas.

— Eu sempre achei que é assim que deveria ser feito, mas o autor não concordou comigo. — Stephanie termina sua Coca Diet, e um garçom se materializa ao seu lado, perguntando se ela gostaria de outra. — Por favor — ela pede.

Sybille observa isso por cima da borda da taça de vinho e Stephanie tem a sensação de que ela está dando a exata significância ao fato. Uma as piores coisas sobre *não* beber é que todos imediatamente imaginam que você é uma bêbada. Algumas semanas atrás, a essa altura, ela já estaria em sua terceira taça de vinho e Sybille nem teria notado. Porém, o "Vou tomar uma Coca Diet" é tratado como se fosse um sinônimo de "Sou uma alcoólatra em recuperação". Bem, se a carapuça servir. E depois de lutar contra esse problema crescente da bebida ao longo do último ano, ela está disposta a admitir que a carapuça serve. Por pior que tudo tenha sido, o mais horrível foi perceber que ela estava com *Silver Linings* passando na TV, sem som. Êpa, ela também não vai pensar *nisso*.

Sybille tem aqueles cabelos bem cuidados de mulher rica e a silhueta de quem foi uma esposa-troféu. Alguém de nome Anderson, um homem bem mais jovem, com belos olhos, ocasionalmente surge e lhe entrega um recado ou discretamente faz uma pergunta. Stephanie imagina que ele seja um assistente *gay*, mas não descarta inteiramente a possibilidade de que suas funções incluam mais do que organizar a agenda. Sybille tem um olhar inteligente e de verdadeira compaixão, mas também há uma aura de degeneração refinada que às vezes cerca gente com muito dinheiro e muito tempo livre. Ela está usando um perfume sutil e inebriante, que não se parece com nada que Stephanie já sentiu antes. Provavelmente é feito com algo muito raro e custa na faixa de quinhentos dólares o mililitro.

— Já pensou em você mesma escrever o roteiro? — pergunta Sybille. — Você tem boas ideias e eu acho que teria mais controle sobre o projeto. Acho que você tem integridade.

— O autor quer escrevê-lo. Embora eu não tenha certeza se isso está funcionando muito bem. Só consegui os direitos ao prometer isso e agora está no contrato.

— Tenho certeza de que você conseguiria comprar sua saída.

Sem dúvida ela conseguiria, se tivesse o dinheiro. A Coca Diet chega e Stephanie sente os olhos de Sybille enquanto toma um gole.

— Você não bebe? — ela pergunta.

— Hoje, não — Stephanie responde. — Estive na aula de ioga e talvez tenha outra, mais tarde, hoje à noite. — Nada de mentira nisso.

— Ouvi dizer que tem muito disso por aqui. Ioga. Em Nova York também.

— Hoje em dia, em todo lugar.

Sybille dá de ombros. "Todo lugar" não é do interesse dela. Seu corpo esguio e já maduro indica claramente que ela malha com um *personal trainer*, provavelmente em casa. Pilates, sem dúvida.

— Você conhece bastante sobre o assunto? — Sybille pergunta. — Sobre ioga?

— Já faço há um tempo — responde Stephanie.

— Bem, isso é perfeito. Estou interessada em acrescentar um elemento de ioga no roteiro.

— Mesmo?

— Sim. Sua *expertise* sem dúvidas seria útil.

— Para ser honesta — diz Stephanie —, ultimamente não tenho certeza se sei algo.

Sybille se inclina para frente, pousa sua taça de vinho e dá um tapinha no joelho de Stephanie. — Às vezes, é necessário se sentir assim. Desconfio que você saiba mais, sobre muitas coisas, do que imagina.

Stephanie é subitamente varrida de gratidão e desvia o olhar para o crepúsculo melancólico, o sol poente, as luzes piscando nos prédios. O que foi mesmo que Dorothy Parker disse? Se você conseguir atravessar o crepúsculo, você atravessa a noite? Algo do tipo. Bem, ela já quase passou pelo escurecer de mais um dia. Tintim, três vezes.

— Gostei de você — diz Sybille. — Você é inteligente e corajosa. Tem vulnerabilidade, o que ajuda a equilibrar as coisas. Eu assisti *Silver Linings*. Anderson me disse que correu um boato de que você escreveu muita coisa para o roteiro.

— O roteirista teve um colapso nervoso durante o projeto, e eu assumi. — É um alívio finalmente poder admitir isso para alguém, já que, durante anos, ela vem protegendo os interesses do autor.

— Sejamos francas uma com a outra, pode ser? Eu quero um projeto e gostei desse. Gosto de você também. Sinto que posso te dar um empurrãozinho, embora conte com você para me avisar se eu me exceder. Basicamente, eu não conheço muito do negócio, mas estou pronta para começar a assinar os cheques.

— Tudo bem. — A vantagem de trabalhar com gente nova na área é que eles ainda não descobriram o que podem ter de graça, já que todos estão tão desesperados para colocar algo em curso.

— Mas eu sou impaciente. Não quero investir dez anos nisso. Posso providenciar para que meu advogado entre em contato com o autor. Mas eu gostaria que você começasse a trabalhar no roteiro imediatamente.

— Estou pronta. — A ideia de ter algo concreto para fazer isso é imensamente atraente.

— No entanto, tenho um pedido — diz Sybille.

— É claro. — *Lá vem*, pensa Stephanie.

— O pai é divorciado, certo?

— É.

— Acho que seria interessante se a gente pudesse incrementar um pouquinho esse papel. Podemos dar a ele mais dinheiro e presença e torná-lo o vilão da trama. Sou a favor da sutileza, mas todos adoram um vilão. Podemos fazê-lo começar a praticar ioga, de um jeito completamente humilhante e inapropriado para sua idade. As calças apertadinhas, o modo tagarela e pretensioso, isso tudo. Penso em fazermos ele parecer especialmente tolo. A história precisa de momentos de alívio cômico, e ele também pode prover isso.

— Acho que não faria mal.

— Podemos mostrá-lo entrando em contato com seu "lado espiritual", o que se resume a nada além do fato de que, depois de quarenta anos de fachada, ele tem atração por homens. Não precisamos dar uma paulada, nem ofender ninguém, mas, talvez, no fim, ele possa aparecer no casamento, com seu novo namorado, um jovem frágil de vinte anos que leciona ioga, um constrangimento absoluto para os homens mais velhos, embora ele nem perceba isso e até se orgulhe de seu amiguinho.

— Talvez seja legal tornarmos o jovem agradável — sugere Stephanie. — Podemos lhe dar qualidades redentoras.

Sybille repensa e dá um gole em seu vinho.

— Vamos lhe dar óculos. O papel é só uma ponta.

Até que não está tão ruim quanto Stephanie temia. Ela convence a si mesma que, de qualquer maneira, o pai tem mesmo um personagem pouco desenvolvido e o negócio todo pode servir para cortar o melodrama, se for feito apropriadamente.

— Posso trabalhar com isso — diz Stephanie.

Graciela acorda com o sol que entra pelas janelas do *loft*, no centro de Los Angeles, que divide com Daryl. Ela sempre pensa em comprar persianas ou cortinas, mas as janelas são gigantes nesse antigo prédio de escritórios e, pelo aspecto prático e financeiro, o processo todo parece ligeiramente desencorajador. Ela enfia a cabeça embaixo das cobertas e se enrosca nas costas de Daryl. Ele estava trabalhando como DJ numa festa particular, na noite anterior, e chegou quase quatro da manhã, apenas algumas horas atrás. Ele dorme profundamente, respirando alto e com os joelhos encolhidos em direção ao peito, como uma criança. Se ele estivesse chupando o dedo, não seria um choque. Este é o verdadeiro Daryl: meigo, infantil, inocente. Por ser um homem tão esguio e bonito — meio afro-americano, meio dominicano, com uma pele morena macia e perfeita —, Graciela se surpreendeu na primeira vez em que fizeram amor, por seu jeito ingênuo. Nada suave ou experiente, apesar das inúmeras namoradas que ele já tivera e do que sua aparência sugeria, mas ávido e faminto, como um adolescente. E quase incrédulo de estar na cama dela, tendo-a nos braços. Mesmo depois de todo esse tempo, enquanto estão transando, ele a olha e, quando está perto de gozar, diz: "Meu Deus, como você é linda. Você é linda, *porra*".

Apesar de tudo, como é que ela pode resistir? Algo em sua intensidade é tão real, tão genuíno, que a leva a lugares onde não há nada além deles e a paixão dominadora do momento. Não há recato ou vergonha entre eles, nada é tabu, não há necessidade de esconder coisa alguma.

Ela sente o sol atrás de seu pescoço. Um dia, um deles vai ter uma grande chance, e eles contratarão alguém para instalar as janelas.

É quando cai a ficha. A grande chance. Hoje é o dia que pode abrir a porta para tudo que ela tem esperado. Seu teste para o clipe da Beyoncé. Ela sente uma onda de pânico e euforia no estômago e sai devagarzinho da cama, sem acordar Daryl.

Sob a orientação de Lee, sua lesão está 85% curada. Ela esperava estar ainda melhor, porém, em muitos aspectos, está em mais em forma do que achou que estaria quando aquilo aconteceu. Não está perfeita, mas ela pode contornar isso. Prometeu a si mesma que vai dar o melhor de si, mas sem se machucar novamente. Ela aceita melhor o fato de ser de fato boa e de que tudo que tem a fazer é ser ela mesma, sem ficar paranoica ou desesperada.

Ela ensaiou uma apresentação para o teste com sua amiga Lindsay e está com a coreografia afiada. Lindsay juntou partes de clipes do YouTube de Jody Watley em sua época de ouro do *Soul Train*, e elas treinaram juntas durante horas para montarem uma sequência que tem elementos de hip-hop e pop, misturados ao funk clássico e até à discoteca. Portanto, a série deve ser surpreendente e diferente de tudo que todo mundo estará fazendo. Para a música, ela está usando a versão de Marilyn Monroe de "Diamonds Are a Girl's Best Friend" remixada com uma batida funk ao fundo, que Daryl ajudou a montar. É uma referência sutil ao fato de que Beyoncé gravou uma versão da canção para um comercial — fazendo referência a ela sem usar uma de suas canções.

Depois de tomar banho e se vestir, ela nota que seu telefone está piscando. Verifica e vê que há outra mensagem de texto de Conor. Essa é a terceira vez que ele tenta entrar em contato com ela nas últimas duas semanas. Ela ficou grata no dia em que ele apareceu na casa de Stephanie, com Lee e Katherine. Ele confirmou a opinião de Graciela, de que Stephanie estava severamente desidratada, além de todo o resto, e a convenceu de ir ao hospital. Ele e Katherine tinham ido ao hospital com Stephanie, e ela ligou mais tarde para ter certeza de que estava tudo bem. Ela não esperava que ele fosse guardar seu telefone e certamente não vai ligar de volta. Por mais legal que ele seja, ela não está interessada. Isso é o número um. Número dois: ele é namorado de Katherine, ou possível namorado, dependendo do quanto aquilo evoluiu. E, número três, se Daryl sequer desconfiasse, ficaria furioso, principalmente se ela contasse que retornou a ligação ou mensagem de texto, mesmo que fosse apenas para dizer que parasse de procurá-la.

Quando ela está deletando o recado, Daryl silenciosamente se aproxima por trás e passa os braços ao seu redor.

— De quem é? — ele pergunta, sonolento.

— Lindsay. Em uma hora ela virá me buscar para o teste.

— Vou levá-la de carro — ele diz, com o rosto mergulhado em seus cabelos molhados.

— Não vai, não. Você me deixa nervosa demais. Preciso estar totalmente concentrada.

Ele aceita, provavelmente porque ainda está exausto e quer voltar a dormir.

— Use um pouco de ioga. Vou buscá-la depois.

Ela não vai recusar isso. É uma forma de agradá-lo e, se ela for mal no teste, ele estará lá para juntar os pedaços.

— É melhor não chegar antes das quatro — ela avisa. — Esses testes sempre demoram mais do que devem.

— Você vai se sair incrível — ele diz. Ele a gira em sua direção e parece ter lágrimas nos olhos, ou talvez seja sono. — Quero que você esteja ótima — ele afirma.

— Obrigada — ela responde. — Farei o meu melhor.

Ele a olha nos olhos.

— Olhe para mim, benzinho. Eu quero que você consiga isso!

Isso não é exatamente um pedido de desculpas pelo que *aconteceu*, mas, ao menos, é um reconhecimento de que, por um instante, houve certa dúvida quanto a ele apoiar totalmente o sucesso de sua carreira.

— Eu sei disso — ela responde. — E sabe de uma coisa?

— O quê?

— Se eu conseguir, vou comprar umas cortinas para nós!

Quando Lee está prestes a entrar no estúdio e começar uma aula, ela é chamada por uma das assistentes no balcão. Lee tem certeza do que vem pela frente. Diante do balcão está Evelyn, uma mulher de trinta e poucos anos que aparece esporadicamente. Ela tem uma prática razoavelmente avançada, embora trate as aulas mais como exercícios de resistência e faça posições com movimentos impulsionados, quando está entrando em posição de guerreiro 1, quase como se estivesse num aparelho de musculação.

O que Lee acha irritante é que Evelyn sempre arranja algum *problema* para pagar as aulas. Ou ela esqueceu o cartão de crédito, ou perdeu a carteira, ou tem alguma desculpa preparada sobre ter saído no meio da aula e, portanto, ter direito (assim ela acredita) a uma cortesia.

Hoje, segundo a assistente do estúdio, o problema é um cartão de frequência que venceu em janeiro passado. Ainda tem três aulas sem uso, e Evelyn acredita que deve ter permissão para continuar a usá-lo. Lee está disposta a ser flexível com qualquer um que não possa pagar pelas aulas ou esteja temporariamente em dificuldades financeiras, porém, no caso de Evelyn, isso parece mais um jogo. Evelyn é advogada e está vestindo uma calça de ioga que Lee sabe que custa quase duzentos dólares.

Depois que a assistente explica o caso, Lee diz:

— Certo, Evelyn. Entendi o que você quer dizer, mas eu me lembro de conversar com você a respeito dos termos e do vencimento do cartão quando você o comprou. Você disse que o vencimento a motivaria a comparecer com mais frequência.

— É possível que tenhamos dito isso, mas não foi assim que aconteceu. Portanto, acho que o mais responsável a fazer seria me deixar usá-lo, Lee. Ainda há três aulas restantes. Sabe, eu detesto que a *ioga* se resuma a *dinheiro*.

É tão ridiculamente manipulador tentar deixar Lee culpada com essa frase, principalmente com essa calça cara. Um número surpreendente de alunos insiste que a ioga *não* tenha nada a ver com dinheiro, o que geralmente se resume a não ter gastar dinheiro com as aulas de ioga. Embora a coisa toda dê uma sensação de jogo, há um ligeiro apelo na voz de Evelyn, o que faz Lee achar que, em parte, ela quer ser cuidada. É provavelmente o motivo para ela ter começado a fazer ioga e, embora seja um pouco ridículo, é bem mais desculpável do que algum outro pretexto.

— Que tal combinarmos assim — diz Lee —, você o utiliza hoje, depois começamos um novo.

— Você é demais — diz Evelyn. — Eu sabia que faria a coisa certa. Só que vou ficar com o cartão de souvenir.

Certamente o cartão ressurgirá no estúdio, em algum futuro próximo.

Hoje há cerca de 25 pessoas na aula, um bom grupo, embora Shane esteja na frente da sala. Ele é um cara alto, meio *hippie*, com uma pequena pança, e parece ser alérgico a desodorante. Outros alunos reclamaram dele, mas Lee ainda não descobriu um meio de abordar o assunto sem ser insultante. Provavelmente é melhor ser franca e dizer algo na lata, mas a ideia a deixa totalmente constrangida e horrorizada. Uma carta anônima seria conveniente. É claro que Lee se pergunta se haveria tanta objeção quanto à sua higiene se ele fosse vinte anos mais jovem e tivesse uma barriga de tanquinho.

Dinheiro e odor corporal — certamente seria agradável ter alguém que lidasse com essas coisas.

Nada de Katherine na aula hoje. *De novo*. Ela não tem aparecido no estúdio desde que Alan a confrontou, sugerindo que ela estivesse adulterando os livros-caixa. Lee compreende que ela esteja chateada, mas a verdade é que ela sente sua falta na aula. Katherine é uma âncora para

Lee, alguém que ela sabe estar mais conectada nas ligações entre mente e corpo do que a maioria dos alunos. É porque Katherine é completamente imersa na respiração.

Lee percebe uma grande divisão entre os alunos, em qualquer turma. Há os que de fato se empenham na respiração e compreendem que isso é o centro da ioga, e outros que a ignoram completamente e reclamam, dizendo achar "irritante" a discussão sobre isso. *Eu sei respirar!*, dizem alguns. Mas é claro que não sabem realmente.

— Vamos trabalhar a respiração hoje — ela diz. — A música harmoniosa de seus corpos, o elemento que pode equilibrar suas emoções em questão de minutos, independente de onde estejam ou o que estejam fazendo. Então, vamos nos sentar confortavelmente e começar por aí. Uma inalação constante, longa e lenta, pelo nariz.

Diante dessa sugestão, ela vê a mulher sentada ao lado de Shane mover o colchonete um pouco para trás.

Lee combinou uma data para conhecer o Centro de Experiência YogaHappens, em Beverly Hills, e também para dar uma aula. Eles disseram que iam divulgar a aula no *site* e prometeram que ela teria um grupo grande de alunos. Depois da aula no estúdio, ela acessa o *site* da YogaHappens. É um site elaborado, com música e imagens animadas e, ao fundo, o som de uma chuvinha suave. Na página de eventos, há uma foto dela, tirada por um fotógrafo que eles mandaram para Edendale semana passada. Provavelmente é a foto mais bonita que Lee já tirou. Há uma perfeição em sua pele e seus dentes, o que provavelmente significa que a foto foi retocada. Seria legal acreditar que não precisou de uma mão muito pesada, mas ela suspeita o contrário. No último ano, ela começou a notar rugas e sombras escuras e talvez um pouquinho de rigidez em seu rosto, originada de sua tentativa de lidar com tudo de uma só vez. Ela vive lembrando a si mesma que envelhecer não é doença. Sabe que a chave é encontrar algo para amar nas novas rugas e ver as olheiras como sinais de personalidade, porém, ao olhar o rosto suave na página da YogaHappens, ela não consegue evitar querer ver *aquilo* quando se olha no espelho todas as manhãs.

A Meditasana de Afluência Profunda é descrita como "uma mistura ímpar de posições e tradições de ioga que desafiam as convenções e expectativas e o levam por uma jornada estranha e bela, para longe do estresse e das pressões de nossa vida diária. Como uma brisa suave que acaricia seu rosto e traz um aroma de algo exótico, no entanto, estranhamente familiar. Permita-se seguir nessa viagem, ser levado, ser transportado ao coração de sua prática de ioga e, muito provavelmente, às profundezas de sua alma".

Rebuscado, isso é certo, no entanto, nem um pouco específico. Mas realmente soa atraente e, estranhamente, captura algo verdadeiro da forma como Lee pensa em suas aulas como jornadas, com um começo e um destino.

A própria Lee é descrita como "uma das gemas ocultas do cenário da ioga de L.A., uma professora de talento incomparável e integridade incorruptível, com currículo em Medicina e passado como modelo". Pelo menos, não afirma que ela foi uma neurocirurgiã. E, de fato, ela posou para algumas fotos, para uma amiga designer, *uma vez*, tornando a afirmação de modelo precisa, ela supõe. Ainda assim, é meio preocupante que eles precisem promovê-la com tanto alarde. A descrição que ela tinha enviado enfatizava sua experiência como mãe e fundadora de um estúdio.

Alan é mencionado rapidamente, num canto da página, como o marido de Lee, descrito como "um astro emergente no cenário *folk* de L.A. e uma das vozes do movimento musical espiritualista, que ele cofundou". E continua: "Alan irá tocar ao vivo, em turmas selecionadas, para criar uma aura que abrirá novas portas de percepção e sentimento, naqueles que forem sortudos o suficiente para reservarem um espaço. Taxas extras serão cobradas".

Lee vê Katherine conversando com um cliente e o acompanhando até a calçada. Ela pensa em Katherine como uma de suas melhores amigas. Ela fica junto à porta do escritório e espera que Katherine volte ao prédio.

— Dia movimentado? — ela pergunta.

Katherine sorri.

— Não posso reclamar. Amanhã será meio devagar, então acaba equilibrando.

Lee a segue de volta até a sala de massagem e observa Katherine tirando o lençol da mesa.

— Quer ajuda?

— Tô bem — responde Katherine.

Lee quer acreditar nisso, mas se pega dizendo:

— Se isso é verdade, por que sinto que você está me evitando ou tentando se afastar de mim? Eu lamento que Alan tenha falado com você sobre a contabilidade. Ele simplesmente fica atacado de vez em quando.

— Prefiro não falar disso. Sei que não tenho a ficha mais limpa do mundo, então, quando surge algo, não me surpreende que alguém como Alan venha me questionar.

— Isso não tem nada a ver com sua "ficha", Kat.

— Mesmo? Nunca passou pela cabeça do Alan que eu tivesse voltado a usar e estivesse tirando do bolso dele para sustentar meu vício?

— Você nunca gostou do Alan.

— Não tenho certeza se minha opinião faz diferença. Além disso, essa realmente não é a questão. Estamos falando de como *ele* se sente em relação a mim.

— Ele gosta de você, você sabe disso. Ele tem passado mais tempo em casa ultimamente.

Katherine assente e desvia, começando a arrumar os frascos de óleo e creme.

— Com "ultimamente", você quer dizer desde que você concordou com o negócio da YogaHappens?

Lee fica magoada pelo comentário, principalmente por ser verdade. Mas ela entende que Katherine se sinta ameaçada pela possibilidade de mudanças. Resolve deixar passar. A amizade delas é forte o suficiente para suportar alguns trancos.

— Hoje é o grande dia de Graciela — diz Lee. — Eu disse para ela me ligar depois do teste, mas ainda não tive notícias.

— Me conte quando souber — diz Katherine. — Desculpe, Lee, mas eu tenho um cliente em cinco minutos.

O que Lee realmente quer perguntar é como vão as coisas com Conor. Katherine não fala nele há dias, e ele não tem aparecido no estúdio. Com o histórico de Katherine para esse tipo de coisa, isso não é nada bom. Mas isso faz voltar ao assunto "ficha", e é melhor evitar esse tópico. Ela volta ao escritório e verifica o telefone, à procura de um recado de Graciela. Nada ainda.

— Tenho de admitir — diz Becky —, aquele Taylor Kendall é ligeiramente radical. Não me lembro de ele ser tão egocêntrico, mas não se pode culpá-lo pelo ego com tanto sucesso.

— Meu bem, eu conheci o Barack e a Michelle, num dos bailes inaugurais, e eles têm menos ego. Além disso, ele só falava que nós devíamos *abandonar* o ego.

— Isso é verdade. "Pare de pensar em você mesmo e comece a pensar em *mim*!"

O bom de Becky é que ela tem senso de humor. É uma de suas qualidades salvadoras. Foi o que a fez passar pelo divórcio e pelos altos e baixos da carreira. Ela fica de cabeça baixa e faz seu trabalho, mas não se leva muito a sério. Uma vez, ela se descreveu como "um Hugh Grant feminino — não exatamente excelente, mas atraente e nada ameaçadora". E ela se sente completamente bem com isso. A versatilidade pode torná-lo um excelente ator, mas Julia Roberts não chegou aonde está por sua habilidade em fazer sotaques.

Elas seguem ao centro da cidade no carro elétrico de Becky. Imani é totalmente a favor de salvar o planeta, mas o modo como o carro fica silencioso, sem dar qualquer alerta, lhe provoca arrepios. É como estar com um amigo que subitamente para de respirar. Imani não teve nenhuma dor lombar significativa após o incidente com Taylor Kendall — somente alguns dias de uma dor chata cada vez que se movimentava numa determinada direção. Ela exagerou um pouco para Becky, que não pareceu impressionada.

— A verdade é que — ela disse — estou ligeiramente viciada em algumas dores no corpo depois da aula. Se eu não sentir nada, fico imaginando que não me dediquei o suficiente.

Imani fica tentada a contar sobre a aula que fez em Silver Lake. Talvez seja apenas por ter sido a primeira, mas Imani ainda acha que se sentiu melhor depois dela do que após qualquer uma das turmas em que esteve com Becky. Mais centrada, se essa é a palavra. Mas Becky provavelmente acharia a aula "fácil" demais, e ela acabaria se sentindo uma tola fracote por ter sugerido. Talvez um dia ela volte lá sozinha e faça novamente.

Hoje elas estão seguindo para um estúdio que Becky jura existir desde *sempre* (se é que isso é possível) e que oferece um estilo de ioga que as pessoas juram curar uma infinidade de problemas musculares e de articulações. É supostamente outra aula intensiva. Imani não está empolgada quanto a isso, mas não pode ser pior do que o *workshop* com aquele outro lá, o Narciso de Sade.

Quando estão prestes a sair do carro, Becky vira para Imani e pergunta, com mais seriedade do que o habitual:

— O que você está fazendo em relação ao seu trabalho?

É um assunto delicado, algo que Imani tem evitado há meses. Houve um época, no meio de seus dias em *X.C.I.A.*, em que Imani se sentia quase invencível. Tudo estava indo tão bem que, às vezes, era difícil acreditar. Ela tinha um grande papel num seriado bem-sucedido na TV; era casada com um cara gentil, lindo e que a apoiava incondicionalmente. Chegavam convites para outro seriado e havia um falatório sobre ofertas de filmes. Mesmo que a TV seja o meio para o qual toda a energia atual se dirige, o prestígio ainda está no cinema. Existe uma sensação de que você não é um ator "verdadeiro" a menos que esteja na tela grande. Engravidar foi o acontecimento final no que, para ela, pareceu a maior sequência de sorte do mundo. Às vezes, ela temia não merecer ser tão feliz assim, mas todos os dias, quando acordava, fazia o melhor para desfrutar. Tirar uma folga do programa foi a coisa certa a fazer, principalmente porque os autores encontraram um meio de justificar sua ausência e um eventual regresso.

Então, tudo começou a desmoronar. Ela tem apenas uma vaga lembrança da manhã em que perdeu o bebê, uma lembrança ligada ao aroma de gerânio do creme hidratante que estava passando quando aconteceu. Toda vez que algum resquício de lembrança surge, ela ouve uma leve campainha nos ouvidos e sente seu corpo apagando. Lembra-se de Glenn segurando sua cabeça no hospital e tentando ajudá-la a parar de chorar. Ela jogou o hidratante fora há muito tempo.

Além da tristeza de perder o bebê, ela sentiu uma vulnerabilidade estranha que não conhecia. Por um tempo, ela não queria sair de casa, não conseguia dirigir, ficava aterrorizada com sons altos demais. Depois de ter perdido o bebê daquele jeito, subitamente, sem qualquer aviso, o que mais poderia acontecer? A ideia de ficar diante de uma câmera, algo que sempre lhe pareceu tão natural, que a fazia se sentir ela mesma, passou a ser intolerável, como estar diante de um pelotão de fuzilamento.

A pergunta de Becky sobre trabalho é como a broca batendo no nervo do dente. Uma corrente elétrica percorre o corpo de Imani. Mas isso é algo que começou a preocupá-la. Ela deixou o programa há quase dez meses e, nesse ramo, isso é equivalente a cinco anos.

— Às vezes, eu acho que estou pronta para voltar — responde Imani. — Mas há dias em que ainda me sinto aterrorizada. Acho que preciso de mais tempo, mas me pergunto se, quanto mais eu demorar, mais medrosa ficarei.

— Depois da separação — diz Becky — eu só queria fugir. Não ligava para onde iria ou o que eu faria, contanto que ninguém me conhecesse. O que eu realmente queria era ser invisível. Mas nunca mais poderemos ter isso novamente, querida. O anonimato é como virgindade — depois que se perde, já era. Isso foi o que mais me ajudou. — Ela olha na direção do colchonete de ioga jogado no banco de trás. — Eu continuava vindo, porque não conseguia pensar em mais nada a fazer. E isso ajudou.

— Por quê? — pergunta Imani. — Como?

— Putz, não faço a menor ideia — diz Becky. — E sabe de uma coisa? Não quero nem saber. Contanto que continue ajudando. Esse lugar é notoriamente severo com os atrasados.

O estúdio fica no segundo andar de um prédio de tijolinhos amarelos, no centro da cidade, e Becky, que tem fobia de elevador, aposta corrida com Imani pela escada. Elas estão rindo e ligeiramente ofegantes ao abrirem a porta do estúdio. É quando o cheiro bate em Imani.

— Tem alguma coisa errada — ela sussurra para Becky. O cheiro é como se alguém estivesse fazendo um ensopado de roupa suja com vinagre quente.

— É só o carpete — Becky explica. — Há muito suor e eu acho que ele fica impregnado. Alguém me disse para se preparar pra isso.

— Ah, está certo. Também lhe disseram que eu ia fugir daqui?

— Não tem a ver com o carpete, Srta. Lang. Apenas concentre-se nos benefícios.

— Se eles dessem uma máscara de gás, talvez eu conseguisse me concentrar. E nós ainda nem chegamos à sala.

O homem atrás do balcão é muito alegre e acolhedor. Imani se sente ligeiramente aliviada. Ele as reconhece — nem virgens, nem anônimas —, mas está sendo igualmente agradável com todos. Provavelmente tem que ser, para compensar o fedor.

Imani quase desmaia ao entrar na sala de ioga. É um imenso espaço aberto com cara de indústria e está repleto de gente, a maioria vestindo algo que parece maiô. O calor não pode ser tão ruim quanto parece. Ela deve estar imaginando. Ou talvez seja algum defeito do sistema de ar, pois *está* tão ruim quanto parece e certamente não pode ser intencional. Ela e Glenn foram ao Egito e a temperatura em Aswan era 43ºC. Essa é a sensação ali.

Quanto ao cheiro, ela não vai pensar a respeito. Se toda essa gente consegue suportar, ela imagina que também pode.

A aula começa bem fácil, com alguns movimentos de cotovelos e a habitual respiração ruidosa, porém, depois de quinze minutos, Imani está encharcada de suor e começa a se sentir irritada. O instrutor está em pé, num pequeno pódio e, apesar de ter umas cinquenta pessoas na sala, ele parece saber o nome de todas. Isso é meio estranho.

— Segure, segure, segure, Thomas. Mais alto, mais alto, mais alto. Se você pode, você *deve*, Barry. Mais trinta segundos no relógio. Mais alto, Amy.

Ela é a favor do incentivo, mas a combinação do calor extremo com o cheiro e o monólogo militarista do instrutor a faz querer gritar bem alto: *Cale a boca!*

Mas talvez a pior parte sejam as paredes espelhadas. O problema é que elas fazem a sala parecer um pequeno ecossistema fechado, pior ainda, impossibilita que ela desvie o olhar do próprio corpo, pingando de suor e oscilando em metade das posições.

Cada vez que acha que realmente vai perder as estribeiras, ela pensa no que Becky lhe disse: funciona. Sem ideia do motivo. Tudo que ela tem a fazer é acreditar. Aparecer. Fazer. Posição a posição. Um pingo de suor após o outro.

Mas ela tenta imaginar que há uma pequena represa de medo dentro dela, uma piscina de medo, uma quantidade finita, e quanto mais suor escorre por seus membros, mais ela se esvazia. Deixe que o carpete absorva. Contanto que ela deixe um pouco disso para trás quando sair dali, ela irá considerar uma vitória.

Quando a música para, como coreografado, Graciela fica suspensa no ar. Só por meio segundo, é claro, mas tempo suficiente para deixar claro que ela é capaz de saltos de tirar o fôlego que fazem parecer capaz de flutuar no ar, em câmera lenta. No silêncio, ela aterrissa no chão, com a suavidade de um gato.

Há três pessoas assistindo: o coreógrafo, o diretor do clipe e uma mulher miúda com a pele do rosto parecendo ter sido puxada e presa no elástico da boina que ela está usando, que parece com um disco voador.

— Obrigado — diz o coreógrafo, seco como areia. — Escolha musical interessante.

— Principalmente para *esta* década — diz a mulher de chapéu e o coreógrafo dá uma bufada.

Graciela nunca tem uma ideia clara de como se saiu em teste algum. Há tensão demais no momento, e ela fica tão concentrada no que está fazendo e, ao mesmo tempo, tão dentro da música que nunca fica claro como foi. Ela não errou nada do que planejou hoje, não distendeu nenhum músculo e, na maior parte, estava perfeitamente relaxada. Eles a deixaram dançar durante os dois minutos inteiros, geralmente um bom sinal.

Mas a recepção, seca e ligeiramente sarcástica, não é nada tranquilizadora.

— Entraremos em contato — diz o diretor.

— Vocês têm meu...

— Sim, sim, sim. Temos tudo.

O negócio todo dá a sensação de um anticlímax: depois de toda a preparação, a lesão, as semanas que teve que ir devagar, tentando sarar. Tudo por isso. *Sim, sim, sim, temos tudo. Entraremos em contato. Não ligue para nós.*

— Obrigada pela oportunidade.

— Pelo menos, ela é educada — diz a mulherzinha, como se Graciela não estivesse bem ali. A mulher põe a mão na boina e realmente parece estar enfiando a pele embaixo do chapéu.

Atravessar a sala até a saída dá a sensação do caminho da vergonha, mas ela o faz com o máximo de dignidade que consegue reunir. Quando está prestes a sair, o celular de alguém toca e o diretor chama Graciela:

— Espere.

Ela não apenas para, mas congela, com a mão esticada para pegar a maçaneta, incapaz de se virar. Dá pra ver os três pelo espelho na parede à sua frente, reunidos ao redor da mesa, falando ao telefone e revendo as anotações que fizeram. O diretor termina a ligação.

— Graciela, não é?

Ela vira.

— Sim.

— Ela gostaria de vê-la fazer a coreografia novamente.

Graciela olha ao redor da sala. Nenhum dos espelhos parece suspeito, mas nunca se sabe. Não há dúvidas sobre quem é "ela".

— Pode fazer isso para nós? Apresentar novamente?

— Claro.

— Se fosse escolhida para o elenco do clipe, concordaria em cortar os cabelos?

— Sim — ela afirma.

A mulherzinha sacode a cabeça de forma insolente.

— Resposta certa. Mas, de qualquer forma, planejamos cabelos compridos.

De saída do prédio, Graciela tem a nítida impressão de que sua vida mudou. Ela não teve qualquer garantia, mas, depois da segunda apresentação, o telefone toca novamente e, dessa vez, eles a pedem para fazer o charleston.

— Vamos usar muitos elementos-surpresa — explicou o coreógrafo.

Quando Graciela era menina, ela era obcecada por Josephine Baker — sua elegância, seu glamour e aquele estilo maluco de dançar só seu, algo que ninguém tinha feito antes, nem fez desde então. Ela só tinha uma vaga lembrança daquele vídeo preto e branco cheio de chuviscos, no qual viu Josephine Baker fazendo um charleston, num documentário, mas, repleta de esperança e otimismo e um toque de puro prazer, ela mergulhou em vinte segundos do que torceu para ser algo aproximado.

Agora que "ela" tinha sinalizado aprovação, "eles" estavam todos amistosos.

Você tem um grande entusiasmo.

Ela tem, não tem? Eu logo vi isso.

E o sorriso? É claro que não usaremos isso, mas é precioso.

Lindsay está esperando no saguão do prédio. Ela silenciosamente faz a pergunta inevitável. Graciela sacode os ombros, depois não consegue evitar abrir um imenso sorriso. Lindsay grita e corre na direção dela, de braços abertos.

— Você conseguiu?

— Bem, não foi um não. Tenho quase certeza de que foi um "talvez" bem concreto.

— Eles adoraram a série?

— Ela adorou.

— *Ela* estava lá?

— Não, exatamente. Em outra sala, eu acho. De qualquer forma, ela viu. E ligou para eles. — Então, Graciela não consegue deixar de gritar: — *Ela* achou que eu estava ótima! Daryl está aqui?

— Ele ligou. Está a caminho. Não posso acreditar que seus pés estão tocando o chão. Por que não está flutuando?

Elas saem na calçada, de braços dados, e é quando Graciela vê a imensa silhueta de Conor, recostado ao prédio. Ele balança a cabeça e sorri para ela, e começa a caminhar na direção das duas.

— E aí, Graciela? — ele cumprimenta.

Graciela sorri para ele. Ela não fez nada de errado, lembra a si mesma. Não o incentivou de forma alguma. Talvez devesse ter simplesmente conversado com ele, logo que ele começou a ligar, mas isso é passado e ela tem que deixar pra lá.

— Oi, Conor — ela diz, tentando fazer parecer soar relaxada, mas não indelicado. — O que está fazendo aqui?

— Faz tempo que eu estou tentando entrar em contato com você.

— Eu acabei de fazer um teste e...

— Eu sei.

— A Katherine te falou?

— Não. A Chloe, lá no estúdio. Como foi?

Lindsay chegou para o lado, de uma forma discreta, fingindo fazer algo em seu celular. Isso faz com que Graciela se sinta ainda mais inquieta, como se Lindsay tivesse captado uma vibração entre eles.

— Foi bem — responde Graciela. — Desculpe pelas ligações, é que andei muito ocupada...

Ela deixa a frase no ar. Não há um jeito bom de terminar essa frase. *Eu não queria encorajá-lo. Por que pensou que eu estava interessada?*

— É, vocês, garotas da ioga, não costumam muito retornar ligações. Tenho que dizer.

Graciela o olha diretamente nos olhos. É sempre melhor dizer na cara. No fim, isso torna as coisas mais fáceis, não é?

— Eu moro com uma pessoa — diz Graciela. — Além disso, Katherine passou a ser uma boa amiga.

— Eu sei que Katherine é sua amiga — retruca Conor. — Eu não sabia sobre o namorado, mas...

— Mas agora sabe. — É Daryl, em pé, atrás de Graciela. Ele coloca a mão na cintura dela. — Agora sabe, beleza?

Se há um lado bom por não estar frequentando as aulas de Lee desde os comentários insultuosos de Alan sobre o dinheiro, é que Katherine tem passado mais tempo em sua bicicleta rosa. Ela tem malhado para se livrar do estresse e da ansiedade, pedalando para cima e para baixo, pelas ruas de Silver Lake, até ficar com as coxas doendo, depois, ao redor da represa, até sentir um pouco da liberação emocional que costuma ter após uma aula. E, ultimamente, há muito que ela precisa liberar.

Hoje, enquanto pedala em volta da represa pela segunda vez, ela começa a se sentir meio tonta. Provavelmente, é culpa do ar ruim que ela está puxando para dentro dos pulmões, ou talvez seja apenas uma sensação sufocante de que as coisas não vão indo como ela gostaria. O engraçado é que ela realmente não pode culpar Alan por questioná-la sobre a contabilidade. Por mais que se ressinta, até odeie Alan por julgá-la uma pessoa fraca que, baseada em suas ações passadas, está destinada a sempre ferrar tudo, ela não pode deixar de pensar que ele tem razão. Talvez toda a merda que aconteceu com ela quando criança tenha mesmo embaralhado sua química mental para sempre.

Ao contornar o lado norte da represa, um vento quente levanta uma nuvem de poeira, e ela resolve dar um tempo e sentar num dos bancos com vista para as montanhas. Ela abre uma bolsinha de couro amarrada embaixo do banco da bicicleta e tira o estojo dos óculos. Que pena que não usa óculos. Ela tira o baseado que colocou ali de manhã e acende. Dá uma boa tragada e as asperezas do dia começam a se suavizar. A ideia de que a maconha é uma droga de entrada para o vício é uma piada. Com ela, a *vida* foi a droga de entrada.

Na terceira ou quarta tragada, o céu já assumiu um tom incrível de amarelo, e ela está se sentindo tão preguiçosa e lânguida que nem consegue imaginar sentar novamente na bicicleta sem antes tirar um cochilo, com o rosto voltado para o sol. Nada mais lhe parece tão importante, nem mesmo o negócio com Conor. Ela tira o telefone do bolso da saia. Nenhuma ligação. Bem, ela realmente não pode culpá-lo por desistir, depois que ela disse que eles não deveriam ter um relacionamento sério. "Ter um relacionamento sério" foram as exatas palavras que ela usou. Boas e técnicas, isentas de emoção. Ele admitiu que deixara Boston porque sua namorada anterior tinha terminado subitamente, por motivos que não faziam muito sentido para ele. Depois de dois anos morando juntos, ela chegou à conclusão de que suas experiências eram diferentes demais — um modo educado de dizer que queria alguém com um diploma de faculdade e uma família de alto nível. Agora, a última coisa de que ele precisava, enquanto estava superando isso, era se envolver com alguém com seu próprio histórico de instabilidade e problemas de comprometimento.

Egoistamente, ela admite que é uma pena, pois ainda sente o gosto dele na boca — picante, com o sabor de bom garoto, de pasta de dente e chiclete — e ainda sente suas mãos grandes, mornas e carinhosas, por todo seu corpo. Assim que ela o viu com Graciela — a meiga e bela Graciela —, ela entendeu que esse era o tipo de relacionamento para Conor. Não a própria Graciela, é claro, mas alguém assim, em vez de uma ferrada como ela.

Ela cochila e tem um sonho nítido, em que um ruivo alto está mergulhando o rosto em seu pescoço, murmurando algo sobre o quanto ela é perfeita. Ela acorda num solavanco e percebe que alguém *está* sentado ao seu lado, no banco, passando os dedos em seu pescoço.

Não é alto, nem ruivo: é Phil Simone.

— Eu te assustei, foi? — ele pergunta.

— Você sabe que eu não me assusto facilmente, Phil. — Phil é um daqueles caras que parecem se materializar e desaparecer no ar, com igual facilidade. E, metade das vezes, você não sabe quão presente ele está, mesmo se estiver em pé, à sua frente. — Achei que você tivesse se mudado para Seattle.

— É, eu fiquei lá por um tempo. Tinha um emprego na Boeing, mas não deu certo. Resolvi voltar pra cá. Aquela porra de chuva e tempo nublado me irritaram.

— Isso acontece. — Nos seis meses ou mais que Katherine namorou Phil, ela percebeu que aproximadamente um quarto do que ele dizia era verdade. O restante era um emaranhado de exageros e mentiras que ele juntava, sem qualquer razão. Ela já nem ligava. Agora era motivo de diversão.

— Você está de novo naquele apartamento?

— Não. Entreguei. Estou na casa de um amigo.

— Que cara de sorte.

Ele sacode a cabeça.

— Ainda sarcástica, hein? Você tem que tomar cuidado, Kat, ninguém gosta de malandras.

— Sabe o que é surpreendente, Phil? Que isso não é verdade, muitos homens gostam de malandras.

— É, bem, eu não sou um deles.

— Então, é melhor achar outro banco. Pelo que eu me lembro, você sempre me dizia que eu tinha "nascido malandra" e "morreria malandra".

Essa conversa resume bem o tipo de relacionamento que tiveram. Um monte de bate-boca que girava em círculos até que eles enjoassem do jogo e fossem para o quarto.

Phil Simone é um daqueles caras pegajosos e magricelas, incapaz de ser honesto, fiel e estar sóbrio por mais de doze horas seguidas. Não tem emprego fixo, não é bonito, tem dentes ruins e higiene questionável. Ainda assim, ninguém nunca perguntou a Katherine o que ela estava fazendo com ele. A resposta estava escrita em seu rosto longo e em seu corpo magro: trepada incrível. Ele tem uma única qualidade redentora e, embora seja infantilmente orgulhoso disso, sabe como usá-la.

Mas isso também acabou se tornando cansativo e, quando Katherine parou de atender seus telefonemas e de deixar que ele entrasse quando batia na porta à meia-noite, ela conseguiu construir o alicerce da autoestima de que tanto precisava. Faz mais de um ano que ela terminou com ele e, desde então, tem vivido casta e feliz. Não pode ser um bom sinal que ela esteja achando ligeiramente excitantes esses cabelos engordurados e o tom debochado. Ela prometeu a si mesma que jamais se apaixonaria por Phil novamente, nem por seus "irmãos de espírito" — os beberrões, os doidões e os vacilões.

— Ainda está fazendo massagens nas costas? — ele pergunta.

— Só para clientes que pagam, Phil. E não sou barata.

— Esse nem sempre foi o caso, pelo que me lembro.

— Eu não confiaria na sua memória, se fosse você. Talvez esteja ligeiramente debilitada.

— Provavelmente não tão debilitada quando a sua, certo?

É claro que ele está certo. A quem ela está querendo enganar? Ela imaginou ser boa demais para caras como Phil, mas acaba não conseguindo acreditar que é boa o suficiente para alguém como… o bombeiro. Não sobra muito. Ela acende o que sobrou do baseado e dá um trago. — Você tem razão — ela diz e passa a ponta para ele. — Algum interesse em um pouquinho mais de debilidade?

Ele pega e termina de fumar.

— Você ainda mora na Dexter? — ele pergunta.

— Ainda não fui despejada.

— Você deveria me convidar pra ir lá. Sinto saudade daquela casinha.

— Tenho minha bicicleta — ela diz.

— É, notei. Agora ficou toda do ar livre e atlética, é?

— Não. Só uso a bicicleta pra arranjar homem.

— Ah, é? E está dando certo?

— Melhor do que eu planejei — ela responde. Ela levanta, sentindo-se triste e derrotada, como não se sentia há muito tempo. *Vamos acabar logo com isso*, ela pensa, acenando de forma convidativa.

Graciela sente aquela energia incrível do teste ir embora. O que Conor está fazendo ali? E que problemas a sua presença — nada que ela tenha feito, nem desejado — irá lhe causar? Ele parece totalmente inabalado por Daryl e continua sorrindo, com aquele seu jeito de menino. Ele estende a mão para Daryl.

— Sou Conor — ele se apresenta. — Conheço sua namorada lá de Silver Lake.

— Ok, beleza — responde Daryl —, e o que está fazendo aqui?

— Eu queria fazer umas perguntas para Graciela.

Ele parece tão tranquilo ao dizer isso que Graciela começa a imaginar se talvez tenha interpretado tudo errado e se deveria ter atendido às ligações. Mas Daryl está começando a estufar o peito, como faz sempre que se sente ameaçado. Será que ele realmente acha que ela o trairia ou mesmo ficaria flertando pelas costas? Se a coisa ficar feia, ela aposta que Conor ganha; ele é muito maior que Daryl e tem aquela presença de parede de tijolos dos leões de chácara.

Lindsay se aproxima correndo e diz:

— Você não vai acreditar, Daryl! Graciela conseguiu!

Daryl gira Graciela. Ele a olha meio surpreso, mas verdadeiramente feliz. Tomara que toda essa bobagem se desfaça.

— Conseguiu? Eles gostaram de você?

— Eles a adoraram. *Beyoncé* a adorou!

— Você *a conheceu*?

Daryl parece tão verdadeiramente empolgado e feliz que Graciela resolve não contradizer Lindsay.

— Eu meio que a conheci. Quer dizer, todos disseram que ela gostou do que eu fiz, então...

— Graciela, isso é fantástico. Parabéns.

Quem disse isso foi Conor e, por mais feliz que Graciela estivesse pelo voto de confiança, ela preferia que ele não tivesse dito nada. Daryl se vira e coloca a mão no peito dele. Daryl tem esse temperamento, independentemente da diferença de tamanho. *Mas, por favor*, ela pensa, *deixe-me aproveitar o momento. Não estraguem tudo.*

— Então, isso tudo que quer saber... — diz Daryl. — Por que não pergunta para mim?

— Não tenho certeza se isso tem a ver com você, meu amigo, mas, se preferir que eu lhe pergunte, não tem problema. Na verdade, se todos quiserem, eu ficaria feliz em convidá-los para um drinque, para ajudar Graciela a comemorar a boa notícia.

— Sabe, acho que eu mesmo posso pagar um drinque para ela — diz Daryl.

— Tudo bem. Então, que tal se eu pagar um drinque para essa moça? Todos ficamos felizes.

— Sou Lindsay.

Perfeito, pensa Graciela. Pelo tom da voz da amiga, dá para ver que ela já está encantada. Lindsay não envolve com ninguém desde que seu último namorado revelou ser casado e ter dois filhos.

A algumas quadras dali, tem um bar que Lindsay conhece e, conforme eles caminham, Conor faz uma porção de perguntas: Ela ficou contente com sua apresentação? Ficou nervosa antes? Ela pensa enquanto está dançando ou é mais memória muscular? Ele tem um jeito de perguntar que parece verdadeiramente interessado, não somente nela, mas no assunto todo. Isso demonstra uma preocupação e uma curiosidade por outras pessoas que é muito rara. Para ser honesta, Daryl raramente faz perguntas desse tipo. Ela quer acreditar que ele é educado e tímido, mas provavelmente é porque há muitas coisas nos outros que o fazem sentir invejoso ou ameaçado, e, então, ele prefere ser superficial.

— E você, Daryl? — ele pergunta. — O que você faz?

Quando Daryl responde, Conor diz:

— Então, está perfeito, não? Vocês dois? Você provavelmente dá a ela muita inspiração musical.

— Ele dá — responde Graciela. E é verdade.

Só depois de sentarem no bar e brindarem ao sucesso de Graciela é que Conor toca no nome de Katherine. Ele fica ligeiramente sério e melancólico.

— Não que eu espere que vocês tenham respostas — ele diz. — Só estou procurando algumas dicas. Não sou o melhor partido do mundo, mas ela e eu tivemos uma ligação verdadeira e depois, puf, ela bateu a porta na minha cara. Talvez ela tenha dito alguma coisa a vocês, não? Ou tem outra pessoa?

Graciela não conhece Katherine tão bem assim. Elas não são de compartilhar segredos. Mas como ela tem aquele estilo tão bonito e diferente e irradia tanta energia sensual, as pessoas comentam sobre ela. Stephanie contou a Graciela alguns fatos surpreendentes sobre o passado de Katherine, mas não se sabe quanto é verdade e quanto é boato. Provavelmente é melhor não dizer nada. Mas, na penumbra do bar, há uma decepção tão autêntica no rosto de Conor que Graciela diz um pouquinho mais do que deveria.

— O que ouvi por aí — ela diz — é que ela te acha bom demais para ela.

— Eu? O engraçado é que minha última namorada achava que eu não era bom o bastante.

— Acho que ela teve um passado difícil.

— E ela acha que alguém de um conjunto habitacional do sul de Boston foi bonzinho a vida toda?

— Não sei — responde Graciela. — Mas ela sabe que você se magoou e não quer decepcioná-lo outra vez. E, até onde eu sei, não há mais ninguém.

Lindsay se manteve quieta o tempo todo. Ela é uma das pessoas mais bondosas que Graciela conhece e, depois de perceber os sentimentos de Conor, ela sai de cena. Graciela vai tentar encontrar alguém para ela, mas certamente não será Conor.

— Você apareceu na casa dela? — pergunta Lindsay.

— Fazer isso não é meu estilo — responde Conor.

— Ora, vamos, talvez precise de um novo estilo.

— Além disso, não tenho o endereço dela.

Lindsay suspira e pega seu iPhone.

— Vocês têm medo da tecnologia — ela diz. — Como se escreve o sobrenome dela?

Assim que Katherine viu sua pequena choupana na rua Redcliff, escondidinha, acima da represa, ela se apaixonou. Perdidamente. A primeira vez que atravessou o caminho de madeira que vai da calçada até a porta da frente, ela se sentiu como se estivesse voltando ao lar. Meio ridículo, já que ela nunca passou muito tempo pensando nos locais onde viveu ou onde quis viver. Foi apenas uma reação visceral ao ver esse lugar. A reação que a maioria das pessoas têm é "Meu Deus! Você mora aqui? Como encontrou?". Ao dizerem isso, ela imagina que, no fundo, estão dizendo *Imaginei que você morasse em alguma espelunca em cima de um restaurante*. Desculpe a decepção, mas, não, ela mora ali mesmo.

Quando ela e Phil chegam na casa, já escureceu, e as luzes da cidade, abaixo, se estendem feito um cobertor brilhante. Ela sempre deixa uma luz acesa, então, quando volta para casa, o chalézinho tem a mesma sensação de boas-vindas da primeira vez que ela o viu. Ela empurra a bicicleta pelo caminho de entrada, com Phil logo atrás, e a amarra ao corrimão. Provavelmente deveria levá-la para dentro, mas está escondida da rua, pelas plantas ornamentais, e assim é mais fácil.

— Esqueci como esse lugar é legal — diz Phil, olhando a lateral, para as colinas abaixo.

— É mesmo — Katherine concorda.

Tecnicamente, ela não teria como pagar pelo aluguel de um lugar desses. Mas a casa pertenceu a uma mulher divorciada, de cinquenta e tantos anos, que morreu de câncer no seio, e está enroscada no inventário. O filho da mulher aluga para ela, e só fez negócio porque acha Katherine gostosa (ele mora em Los Feliz e de vez em quando aparece sem avisar; ela desconfia que seja para flagrá-la tomando banho de sol) e, mais diretamente, porque ela concordou em alugar sem contrato, mobiliada, com o entendimento de talvez ter que sair com apenas uma ou duas semanas de aviso prévio.

Apesar de ter se apaixonado, Katherine quase não alugou. Ela não queria se apaixonar por um lugar que estava destinada a perder e, além disso, parecia espaçoso e maravilhoso demais para... bem, para ela. É o tipo de lugar que seria legal para um casal, talvez com um filho. Ou dois gays de bom gosto e um cachorro bem-comportado. Não para ela, de qualquer forma.

Foi Lee quem a convenceu de alugar e, pelos dois últimos anos, a casa tem sido uma das maiores fontes de consolo na vida de Katherine.

— Opa — diz Phil, quando ela acende a luz da sala. — Você andou fazendo uma faxina e tanto por aqui.

— Nem tanto. Só não tem namorado para bagunçar tudo.

Depois que ela chutou Phil de sua vida, ela fez, sim, uma faxina. Uma faxina e tanto. Na verdade, ela fez mais arrumação do que já tinha feito desde que fora para a casa. Reorganizou os móveis e colocou algumas peças de que não gostava num depósito. Desafogou o espaço e o deixou com uma sensação de lar. Seu lar. Até comprou uma máquina de costura (37 dólares, usada, na internet) e fez cortinas para o quarto. Quem poderia imaginar que ela não tinha apagado da memória tudo que a avó lhe ensinou sobre costura em sua vida anterior? Quando ela decidiu parar de flertar com o desastre, com uma série de maus namorados — Phil, por exemplo —, ela descobriu que adorava ter tudo arrumado e limpo, os balcões impecáveis, as imensas janelas, com vista para a represa, brilhando. E não por estar esperando alguém aparecer para inspecionar o local, mas porque essa é a forma como *ela* gosta.

— Tem alguma coisa pra beber? — pergunta Phil.

— Água, suco e, se você quiser fazer, café.

— Só isso?

— Desculpe. Eu acabei com o leite no meu cereal, hoje de manhã.

— Ah, saquei, continua abstêmia.

— Sou viciada, Phil, e, sim, foi um baseado ocasional, fico feliz em dizer que estou limpa há dois anos. Sua mudança para Seattle não me fez recorrer ao que não presta.

— Jesus, Katherine — diz Phil. — Eu sei que você me acha um vacilão, mas não finja que não ficou feliz em me ver. Só um pouquinho? — Ele se aproxima dela e se pressiona junto a ela, de forma sugestiva. — Só um pouquinho? Não fomos como Romeu e Julieta, mas tivemos nossos bons momentos, não?

Para ela, os "bons momentos" que tiveram juntos serviram para algo bem parecido com drogas — uma forma de anestesiar quaisquer pensamentos ou sentimentos com os quais ela não queria lidar. E uma ou duas horas dos encantos famintos de Phil, se é que se pode chamar de encantos, certamente tornam impossível pensar em qualquer outra coisa. Ao perceber que, na verdade, podia lidar com seus sentimentos, poderia vivê-los e superá-los, sem qualquer substância ou distração, ela parou de retornar as ligações de Phil.

Então, o que realmente significa tê-lo convidado para vir aqui essa noite?

— Você está gostosa pra caralho com essa saia — ele diz, levantando a saia e passando a mão em suas coxas. — Cara, eu esqueci como suas pernas são macias. Seda — ele sussurra no ouvido dela.

Katherine é bem crescidinha e sabia no que estava se metendo, mas não sabia exatamente como se sentiria quando chegasse o momento. Ela recua ligeiramente e diz:

— Falando em faxina, Phil, eu tenho toalhas no armário do lado de fora do banheiro, caso queira tomar um banho.

Ele ergue um braço e cheira.

— Fiquei meio suado com a caminhada até aqui, né? Achei que você gostasse.

— Às vezes gosto, às vezes, não.

Ela o conduz até o banheiro, passando pelo quarto de hóspedes que esvaziou e transformou num pequeno quarto de ioga e meditação. Seu colchonete está bem no meio do quarto e há algumas almofadas junto à parede. Ela fica ali todas as manhãs, quando o sol entra pelas janelas e esquenta o chão.

Phil marcha para dentro do quarto e fica em pé no colchonete, juntando as mãos como se fosse rezar.

— *Namastê*, benzinho — ele diz.

— Não faça isso, Phil. Não.

— Qual é? Tô insultando sua viagem espiritual? Achei que trepar fosse sua religião.

Ele ergue o pé direito, tentando uma posição parecida com a de árvore e cai. Nada bonito. Na verdade, parece meio patético.

— Pro inferno isso tudo — ele diz.

Quando ele está no chuveiro, Katherine enfrenta-se. Tê-lo trazido até a casa é mais ou menos a mesma coisa que voltar a se drogar. Para ficar anestesiada, não lidar com as coisas, bloqueá-las. Ela também não deveria ter acendido o baseado. Foi tudo parte de uma festinha autopiedosa que está dando para si mesma ao longo das duas últimas semanas. Pobrezinha da Katherine, não consegue lidar com uma pequena acusação de mau comportamento financeiro. Não consegue lidar com um cara decente e respeitável que demonstra interesse. Não consegue enfrentar a possibilidade de que ele talvez a decepcione ou, muito pior, que ela possa decepcioná-lo. Ela realmente não achou que ele engrenaria com Graciela, mas vê-los juntos a fez perceber que o lugar dele era com alguém como ela, alguma garota meiga que ele pudesse levar pra casa, apresentar para a família. Alguém que certamente não teria esqueletos pulando do armário ou aparecendo no chuveiro nos momentos mais inconvenientes.

Só que, na verdade, enxotar Conor é a saída covarde. A forma da *antiga* Katherine lidar com as coisas. Ou não lidar. Tentar controlar tudo, quando, na verdade, ela só está fora de controle de uma forma diferente. E, de qualquer forma, ela não consegue tirá-lo da cabeça mesmo.

Katherine entra na salinha de meditação e olha as luzes da cidade, tão benévolas e gentis dali de cima. Toda essa gente cuidando da vida, cometendo seus próprios erros, zangados, felizes ou solitários. Engraçado como só há uma pessoa com quem ela quer estar agora, e ele não está no chuveiro. Ela tira o telefone do bolso da saia. Ao menos, não deletou seu número. Ela vai ligar. Vai agir como adulta. Assim que se livrar de Phil.

Ele aparece na sala, totalmente nu, exceto pela toalha que está usando para secar os cabelos.

— Xampu ótimo. É chá-verde ou uma merda dessas?

— Phil — ela diz. Ela pega a toalha das mãos dele e enrola ao redor de sua cintura. — Não sei como te dizer isso, mas...

— Ah, não fode! Não vai me dizer que vim até aqui pra nada?

— Lamento. Tem sido um ano meio estranho pra mim, e eu estou tentando me manter no prumo.

— Me poupa da sessão de terapia, beleza? Você realmente está maluca, Kat, sabe disso?

— Sei, sim, Phil. Mas estou trabalhando nisso.

— Nossa, grande merda.

— Suas roupas estão no banheiro?

— Sim. Qual é a pressa? Você podia me convidar para assistirmos à TV.

— Não tenho uma.

— Desgraçada.

Ela sabia que voltaria a isso, cedo ou tarde.

— Você me deve, Kat. Vou levar o resto daquela porra de xampu. É o mínimo que você pode fazer.

Quando ele entra de volta no banheiro, Katherine ouve passos na entrada. Depois, a campainha. Lee às vezes passa a essa hora, voltando do estúdio.

Só que não é Lee, é Conor. Ele não está sorrindo, como sempre, mas sério, sob a luz amarelada da lâmpada junto à porta. Katherine se sente varrida por uma onda calma de decepção. Ela tem o pior *timing* do mundo. Sempre foi assim. Talvez deva sair correndo da casa com Conor. Mas, não, isso não daria certo.

— Sr. Ross — diz Katherine, resignada ao desastre que está prestes a acontecer. — Passando pela vizinhança?

— Acabei de ver Graciela — ele explica. — Já que você não retornava minhas ligações. Para ver se descobria o que aconteceu. Vai me deixar entrar?

— Posso te ligar amanhã? — pergunta Katherine. — Não é o melhor momento.

— Qual é, Brodski? Vamos negociar isso.

É quando Phil vem por trás dela, de cabelos molhados, sem camisa, segurando o frasco de xampu.

— Não é chá-verde — ele diz. — É uma porra de amêndoas. Quem é esse cara?

— Eu toquei a campainha errada — diz Conor.

Lee nunca sentiu algo equivalente a "medo de palco". Ela nunca se perdeu diante da turma, nem se viu pensando no que ia dizer. Ainda assim, sente uma ligeira ansiedade quanto à sua aula que se aproxima, na YogaHappens. Será a primeira vez, em muito tempo, que ela dá uma aula fora de seu próprio território e a primeira vez que sabe que será avaliada.

Ela fez anotações detalhadas sobre o fluxo que quer usar, o enfoque físico da turma e a forma como quer introduzir uma meditação curta e profunda. Mas, de alguma forma, tudo isso lhe parece forçado e falso e, sentada à mesa de jantar, com os meninos brigando diante da televisão, toda hora ela rasga suas anotações.

Lee tinha 24 anos quando participou de sua primeira aula de ioga. Ela morava no Upper West Side de Manhattan, num apartamento de antes da guerra, oficialmente alugado para alguém que não morava lá havia quase uma década. Havia quatro quartos — cinco, se contasse o quartinho de empregada dos fundos, do tamanho de um armário — e oito pessoas dividindo o lugar. Eles depositavam seus cheques de aluguel na conta de uma mulher que, segundo os boatos, morava em Berlim e se mantinha com o lucro da sublocação. Um quarto era compartilhado por uma garota cujo nome Lee não consegue lembrar e um cara que a garota mal conhecia. Ele trabalhava à noite, e ela, de dia. Os dois raramente se cruzavam, mesmo na cozinha. Alguém morava no sofá da sala e geralmente havia duas ou três pessoas de fora da cidade, visitando, que acabavam ficando além das boas-vindas e tinham que ser convidadas a ir embora.

Inicialmente, nenhum desses desconfortos importava para Lee (só tinha dois banheiros, por exemplo). Sua vida, sua vida real, era vivida nas salas de aula e nos hospitais, onde fazia seus estágios e era voluntária, para ter mais contato com pacientes. De resto, tudo que fazia era preparatório e estudo para essas aulas ou recuperação das noites sem dormir por culpa delas. Por que ligar para o tempo que tinha que esperar para usar o banheiro ou o pouquinho espaço que tinha na geladeira? Ela nunca se sentiu tão viva nem tão esclarecida quanto ao rumo que seguia. Ela sonhava em ser médica, desde criança. E tinha se afundado em aulas preparatórias para isso. Nem mesmo as constantes dores de cabeça e os problemas de estômago relacionados ao estudo a incomodavam. Tudo isso era em prol de algo muito importante para seus objetivos futuros.

Mas, em algum momento, em seu segundo ano na universidade de Medicina, algo começou a mudar. Todos os elogios que recebera a vida inteira pelos estudos passaram a ser insignificantes. Ela brochou, sentia quase nojo pela forma como o corpo humano parecia cada vez mais reduzido à química e à ciência, com menos ênfase nos seres humanos, em seres humanos completos, nas *pessoas*. A cura era um estudo totalmente fragmentado, no qual as especialidades tinham de ser escolhidas e as referências eram feitas a outros especialistas, até que todo o senso da pessoa e da vida fosse perdido. Os médicos que ela conheceu estavam sempre falando da pressão para reduzirem seus tempos com os pacientes, ministrarem o mínimo de exames, prescreverem alguma coisa e fim de papo.

Tudo aquilo parecia muito distante do que Lee planejou para toda sua vida, e ela começou a se sentir completamente perdida. O mundo mágico das aulas e plantões começou a parecer um tormento prolongado. Pela primeira vez em sua vida, ela começou a faltar nas aulas. Começou a fumar e, em uma combinação de confusão e desespero, passou a comer cada vez menos. Qual era o sentido?

Lee tenta não pensar nesse período de sua vida com muita frequência, mas, quando o faz, ela pensa mais no frio horrendo que sempre sentia. Mesmo quando estava no apartamento grande, excessivamente aquecido e superlotado. Quando seu peso caiu para menos de cinquenta quilos, era como se não houvesse nada entre o vento bruto e suas vísceras, e não importava o que ela fizesse ou quantas roupas vestisse, uma por cima da outra, quantas xícaras de chá de camomila tomasse, ela nunca conseguia se aquecer. Quanto mais sentia seu corpo esvanecendo, menos se importava com o que pudesse acontecer. Se alguém comentasse sua palidez ou seu peso, ela se virava contra a pessoa, numa defensiva horrenda de quem sabe que está errado. No entanto, por baixo disso tudo, ela tinha o desejo de ser salva.

O salvamento veio por meio de Jane Benson. Jane Sem-graça, como os colegas do apartamento a chamavam. Era uma aluna de Direito de Columbia, que era tão comum e simples que as pessoas fingiam esquecer que ela morava ali. Numa tarde de quinta-feira, quando Lee estava encolhida como uma bola, no sofá da sala, segurando uma xícara de chá, Jane perguntou se ela gostaria de ir à aula de ioga com ela. Lee tinha conhecido algumas dançarinas que faziam ioga, ou afirmavam fazer, mas a palavra ainda soava ligeiramente exótica e esotérica. Agora, quando pensa nisso, Lee mal pode acreditar que foi com Jane, e ela não sabe explicar o que a motivou a fazê-lo. É como se o destino a tivesse erguido do sofá e a empurrado em direção à porta.

Naquela época, havia estúdios de ioga na cidade, embora nada se comparasse com o número e a variedade que surgiu desde que Madonna e Gwyneth transformaram os colchonetes de ioga e as saudações ao sol em tendência. Mas a aula à qual foi com Jane era na desconfortável sala de reunião de uma igreja presbiteriana, perto da avenida Amsterdam. Havia uns seis ou oito alunos sentados em cobertores, no chão, nenhum deles com uma aparência especialmente malhada, e Lee se sentiu jovem demais e deslocada, esquelética e esgotada. A professora parecia uma ex-dançarina glamourosa, com cabelos grisalhos compridos, presos numa trança pendurada no ombro. Ela tinha lindos olhos azuis dos quais Lee lembra até hoje, e quando pousou seu olhar em Lee, ela se sentiu como se a professora a enxergasse por dentro, passando por sua defesas, como se não fizesse sentido tentar se esconder dela. Lee deixou transparecer todas as suas vulnerabilidades.

Ela não fazia ideia do que realmente esperar, porém, em algum momento, no meio da aula, ela se sentiu mais desafiada do que se sentia há muito tempo, não pelo esforço físico, mas porque, pela primeira vez, ninguém estava exigindo nada dela, ninguém a julgava. A professora a enxergava mesmo, provavelmente sabia exatamente o que ela estava sentindo, como se sentia fria e anestesiada, mas ela não sentiu pena, nem a condenou. Só pediu que ela sentasse e experimentasse a si mesma naquele momento. Pediu apenas que ela ficasse quieta e — essa foi a parte mais difícil — que tivesse compaixão por si mesma.

Teria sido legal se a vida de Lee tivesse dado uma virada bem ali, naquele momento. Teria poupado muito tempo e muita angústia. Foi uma mudança lenta e gradual, tão lenta que Lee nem notou, até que acordou numa manhã e compreendeu que abria mão de um sonho para buscar outro.

Ela tinha estudado o suficiente para saber que a química e a ciência por trás de muitas alegações feitas por professores de ioga eram duvidosas e insuportáveis. Segundo os livros, o corpo e órgãos internos simplesmente não reagem como os instrutores diziam. No entanto, ela própria estava experimentando uma transformação nascida da ligação que começava a sentir entre o corpo, a mente e o espírito que simplesmente não podia ser negada. Se a postura holística em relação ao corpo explicada por sua professora de ioga não fazia sentido para seu cérebro, fazia total sentido para seu instinto. Ela sentia.

E percebeu que isso era o que procurava, o tempo todo — não a ciência, para ajudar pessoas a curarem suas doenças, mas um sistema para ajudá-las a viver suas vidas de uma forma que fizesse sentido.

A base de tudo que ela faz nas aulas, a essência de tudo que ensina, está no que ela aprendeu com aquela primeira professora de ioga — compaixão por si mesma, incluindo as falhas. *Principalmente* com as falhas. Tudo que ela tem a ensinar começa aí.

Ela ouve um gritinho do outro quarto e corre até lá. Mas são apenas os gêmeos brincando alegremente com uma enorme bola de equilíbrio. Na verdade, Michael ajudou o irmão a subir na bola e está pressionando suas costas para que ele não caia. Preocupantemente atípico, mas é melhor deixar.

A Jane Sem-graça nunca comentou como Lee era ruim no começo, nem como ela começou a melhorar, mas Lee sabia que ela testemunhou tudo. Ela continuou até terminar o curso de direito e se mudou para Nova Orleans, depois Lee perdeu contato com ela. Dois anos atrás, Lee começou a procurar por ela na internet para agradecê-la pelo que tinha feito por ela. Acabou descobrindo que ela tinha sofrido um acidente de carro e morrera depois de uma longa luta. Então, se arrependeu por não ter procurado por ela mais cedo, para que pudesse contar o quanto ela a ajudara.

Lee volta à mesa de jantar, pega um novo cartão e começa tudo de novo. Ela começará com amor e compaixão como princípios. Começará com aquele sentimento simples e claro que teve no começo daquela primeira aula, no porão da igreja. Ela começará com Jane.

Logo que Imani começou a frequentar as aulas de ioga com Becky, ela ficou meio desanimada pelas conversas. "*Conversasanas*", conforme ela batizou.

"Eu me senti incrivelmente aberta na posição de dançarina, essa tarde."

"Fascinante!"

"Eu adorei quando ela nos fez abrir os braços na posição de árvore."

"Eu também! Só que achei que eram 'galhos' que estávamos abrindo."

"Minha *ardha chandrasana* estava desligada essa noite."

"Querida, minha *ardha chandrasana* está desligada há anos!"

Aquilo a fazia lembrar a sensação que tem quando as pessoas sentam ao redor de uma mesa de jantar e falam de seus cães por trinta minutos. Ou quando ela ouve boletins de trânsito em cidades remotas. Cachorros? Adoro! Mas que merda se deve perguntar depois de um relato de que Dippy estava meio temperamental essa manhã? E lamento ouvir que a rodovia I-95, em Denver, está entupida. Mas *como* isso pode ser relevante para minha vida?

Portanto, Imani se surpreende quando, tomando um café, se pega dizendo a Becky:

— Sabe, eu realmente adorei como me senti no *utkatasana* hoje. — (O quê? Quem disse isso?)

— Tá brincando? — diz Becky. — Nunca gostei dessa posição. Eu sempre me sinto muito presa e meio que encaixotada. E detesto empinar a bunda pra fora daquele jeito. Meus joelhos saem do alinhamento e eu me sinto como se fosse cair pra frente, de cara no chão, *e* aterrissar de bunda ao mesmo tempo.

— Eu sei, mas quando encaixei o quadril e abaixei os ombros, senti minhas costas se alinharem. — Ela continua pensando na forma como Lee, naquela primeira aula de todas, dizia para que ela "costurasse a pélvis à caixa torácica". À época, aquilo não fazia o menor sentido, mas ela sempre volta à imagem, como uma forma de alinhar melhor o seu corpo.

— Foi maravilhoso — ela prossegue. — Como quando você está ouvindo uma música e ela termina com um acorde que arremata tudo. Simplesmente... clique e... ahhh. Tudo faz um sentido perfeito.

— Sempre me sinto assim no *trikonasana*. Adoro quando eu estico, estico, estico, depois simplesmente abaixo o braço. Tudo dá a sensação de entrar exatamente no lugar certo. E suas coxas ficam com uma sensação ótima!

— Essa é a do triângulo, né? Eu preciso praticar mais essa. — Certo, ela realmente *está* tendo essa conversa. Essas palavras realmente *estão* saindo de sua boca. E está dizendo para valer!

— Não que eu estivesse reparando, mas você está ficando bem gostosa, talvez eu tenha que matá-la — brinca Becky. — Não que haja qualquer competição.

— Credo, não. Nenhuma. E, só para sua informação, eu fiquei mantendo aquele maldito troço da lança, o guerreiro três, o tempo inteiro. De braços esticados à minha frente.

— Iiiihh — diz Becky. — Você está oficialmente viciada! Dá pra ver!

— Sem chance! Ou talvez só um pouquinho. Promete não contar a ninguém...? Eu sonhei que estava fazendo posições ontem à noite. Olha que doença! Eu costumava sonhar com o Hugh Jackman. E o pior é que, quando acordei, eu me senti desequilibrada, porque não tinha feito dos dois lados.

— Ai, meu Deus. Eu criei um monstro. Nunca sonhei com ioga. Nem com o Hugh Jackman. Aqueles olhinhos? Não, obrigada.

Já faz um bom tempo que Imani tem usado o cinismo e a ironia como um escudo. Ela tem feito terapia suficiente para saber disso. Portanto, é ligeiramente estranho para ela estar falando isso de forma tão honesta. Não que ela tenha alguma objeção. Alguns dias atrás, ela estava numa aula na qual o professor falava sobre "soltar". Até aí, nada de novo, já que todos eles parecem falar sobre isso em algum ponto da aula, quando Imani geralmente espera ouvir um coro de peidos.

Mas, nesse dia, suas defesas estavam derrubadas após cinquenta minutos de posições, e as palavras penetraram de uma forma como jamais ocorrera. E ela realmente deixou a tensão de seus músculos cair no chão e pensou que, se pudesse levar essa sensação com ela ("para fora do colchonete", como eles estavam dizendo, outra expressão que inicialmente a irritava, mas agora fazia muito sentido), sua vida melhoria um pouquinho, mas de forma significante.

— Quando começam as filmagens daquele filme? — pergunta Imani.

— Duas semanas — responde Becky. — Mas haverá leituras do roteiro na semana que vem.

— Vou perder minha amiga de ioga! — diz Imani. — O que vou fazer?

— É uma perda temporária. Por que não começa a ler alguns roteiros? Você tem tempo. De repente, pode encontrar um que seja realmente bom. Você precisa voltar à ativa.

— Antes que eu seja esquecida, você quer dizer.

— Olhe, todos nós corremos esse risco. Se você fica fora dos olhos do público por mais de dez minutos, começa a criar mofo. Isso acontece com todo mundo. Apenas *comece*. Não tenha expectativas, faça o máximo que puder.

— Isso está começando a soar como *conversasana*.

— Certo. E foi você quem começou a cantar louvores de sua posição de cadeira. Então, use-a. E, ouça, você não precisa que eu te arraste para as aulas de ioga. Recebi uma mensagem no Twitter, ontem à noite, falando sobre uma aula no YogaHappens, em Beverly Hills. Uma professora superfamosa vai dar uma aula de "Afluxo Profundo" ou algo assim. Todo mundo está falando disso. Você deveria ir.

— Pensarei nisso — diz Imani. — Contanto que minhas costas não se desloquem de novo.

— É uma professora mulher. E o negócio todo é descrito como uma jornada... ah, eu não sei... apenas vá. Vou te mandar o *link*. E lembre-se de reservar com antecedência. Decididamente vai lotar. Tá o maior bochicho.

Stephanie ouviu falar da aula de Lee no YogaHappens através de Graciela. Graciela e Katherine vão juntas para apoiar Lee, já que ela está meio nervosa. Estúdio novo, aposta grande, Beverly Hills, tudo isso. Para Stephanie, parece um pouquinho estranho que Lee nunca tenha mencionado isso em nenhuma das aulas em Edendale, mas, por outro lado, ela talvez não queira fazer propaganda de um estúdio concorrente.

Desde *aquele dia*, Graciela tem ligado para Stephanie quase diariamente, em geral com alguma pequena novidade ou alguma pergunta qualquer, claramente uma desculpa para ver como ela está. Stephanie não se importa. Ela até gosta da atenção e, de certa forma, isso a faz sentir menos "banida da sociedade" pelos acontecimentos *daquele dia*, como se fosse apenas mais um equívoco que ninguém esquecerá, mas todos superarão.

No geral, Stephanie tem ido incrivelmente bem, deixando para trás as últimas semanas. Superando a vergonha, a ansiedade, as pequenas ondas de desejo por um drinque que ocasionalmente surgem. Cumprindo a palavra, Sybille Brent lhe deu um cheque para escrever um esboço do roteiro, então, por ora, a vida de Stephanie entrou num ritmo bom, simples e sensato. De pé ao amanhecer, ela escreve por duas horas na mesa de sua nova e imaculada sala de estar, faz aula de ioga na academia, escreve mais e almoça numa hamburgueria legal, na esquina de casa, segue de carro até Silver Lake e faz outra aula de ioga com Lee. Toma um café e escreve um pouco mais, se estiver a fim. Depois deita cedo, com um livro.

Ela tem um rascunho da primeira parte do roteiro e está pronta para mergulhar na segunda. Dentro de um mês, ela deverá ter o negócio concluído, presumindo que consiga manter tudo em ordem. Quanto a pagar para o autor deixar de escrever o roteiro, Stephanie está deixando o advogado de Sybille lidar com isso. No começo da aula de ioga, Lee aconselha seus alunos a "escolherem uma intenção". No passado, Stephanie até pulava essa parte. Sua intenção era sempre terminar a aula com o mínimo possível de vezes em posição de criança e sem muitas lembranças de Preston e de como estava puta com ele. Mas agora ela respira inalando alguns mantras: *É o que é*... *Um dia de cada vez*... e *Não gerencie todos os mínimos detalhes*. Nada terrivelmente original, mas tudo surpreendentemente eficaz.

Ela encontra Graciela e Katherine na loja de sucos no fim da rua do estúdio YogaHappens. Ela tem a mesma reação de sempre ao vê-las — uma felicidade silenciosa, real e consistente (Stephanie *nunca* deixou de ficar feliz ao vê-las, mesmo *naquele dia*), mas, de alguma forma limitada à experiência compartilhada das aulas de ioga. Ela não chega a ter muita coisa em comum com nenhuma das duas e é difícil imaginar que teria amizade com alguém como Katherine em outras circunstâncias. Mas há algo em estar na mesma sala com essas mulheres, respirando em união e lutando com os mesmos desafios físicos, que a faz se sentir ligada a elas. Não importa que ambas sejam mais habilidosas. Há pelo menos algumas posições que ela sabe fazer tão bem quanto qualquer um e, no restante, ela está trabalhando. *Todos têm ao menos uma posição*, como Lee sempre as lembra, querendo dizer que na aula de noventa minutos todos têm ao menos um momento de *expertise*, mesmo que seja na posição de cadáver.

Ela pega seu suco e se junta a elas numa mesa, e então resolve fazer uma pergunta a Katherine, algo que a incomoda desde que ouviu falar a respeito.

— Por que Lee está dando uma aula aqui? O que ouvi foi que todos têm contratos exclusivos nesse estúdio. Então ela está pensando em desistir de Edendale?

— Ora, que é isso? — Diz Graciela. — Lee não faria isso. É seu lugar. Quer dizer, olhe como suas aulas são cheias. Ela deve estar indo bem.

As duas olham para Katherine que, Stephanie nota, está se mantendo suspeitamente quieta. Katherine está com um vestido amarelo vintage que ficaria ridículo em qualquer outra pessoa, exceto nela, com seus olhos redondos, suas tiradas irônicas e sua dura experiência implícita no corte de cabelo punk e nas tatuagens.

— E então? — diz Graciela.

— Não é tão simples — responde Katherine. — Lee tem um bocado de seguidores, mas tem muitos gastos. Se algumas turmas ficam mais vazias, isso a afeta. E ela sempre arranja um jeito de deixar que alguém faça aulas gratuitas.

— Agora estou me sentindo culpada — diz Graciela. — Toda aquela ajuda que ela me deu antes do meu teste.

— Não se sinta culpada, meu bem. Isso é o que ela adora fazer. É o que dá mais prazer a ela. Só que não paga as contas. Dois filhos? Alan sumido, fazendo sei lá o quê.

Stephanie deixa essa nova informação ser assimilada e diz:

— Então, me parece que ela está pensando em fechar o Edendale. Bom, vamos descobrir uma hora ou outra, Kat.

— Você tem que perguntar a ela. Mas sabe quanto custa o plano de saúde? Para os quatro? E digamos que você esteja certa. É só uma mudança de local.

Stephanie está tendo um mau pressentimento em relação a isso. Ela nunca foi boa com mudanças, e a ideia de perder a âncora das aulas de Lee, em seu aconchegante estúdio de Silver Lake, a deixa ligeiramente enjoada. Por outro lado, como Lee sempre esteve presente, ela tem mais é que torcer pelo benefício dela dessa vez, em lugar dos seus próprios interesses egoístas. Talvez o estúdio fique aberto até que ela tenha terminado o roteiro e conseguido consolidar completamente alguma sobriedade.

— Verdade. E nós podemos continuar a frequentar as aulas dela aqui — diz Graciela.

— É meio caro — alerta Katherine.

— Tenho de admitir — diz Stephanie — que detesto redes. Livrarias, supermercados, *pet shops*, cinemas. Agora estúdios de ioga? Alguns anos atrás, isso seria uma piada — uma rede de estúdios de ioga fazendo os pequenos negócios falirem. — É parte do que está acontecendo no ramos dos cinemas, também — todo o dinheiro vai para o *top* e cada vez menos para os independentes e medianos. Até as produtoras supostamente independentes e pequenas agora são subsidiárias dos grandões. Mas todos têm direito de fazer seus próprios negócios e, se ela receber uma oferta da Paramount, não vai ficar pensando a respeito antes de agarrar a chance.

Quando é hora de ir andando, elas pegam seus colchonetes, penduram nos ombros e vão embora. Katherine parece mais quieta do que o habitual, e Stephanie está tentada a perguntar. Mas ela é uma daquelas pessoas que mantêm um pequeno muro ao redor de si mesmas, e há muitos assuntos que você não pode especular e perguntas que não se faz. É mais fácil fofocar sobre a notícia boa de Graciela e especular o quanto ela está próxima de conseguir o papel no vídeo.

Quando elas chegam ao Centro de Experiência YogaHappens, a conversa acaba.

— Jesus — exclama Stephanie.

O prédio fica bem distante da rua, com um caminho de pau-rosa coberto por treliças e uma vinha de flores alaranjadas. Passar embaixo das treliças dá a sensação de adentrar um reino mágico. Na porta de entrada, você já sente que o barulho do tráfego e da rua está sumindo, ficando quase imperceptível. Há um ruído suave de água que Stephanie supõe vir dos autofalantes, até que ela vê uma parede do prédio, ao lado da porta, coberta com algo parecido com cobre e com água escorrendo por cima. Impressiona, mesmo que você esteja determinado a não se impressionar.

A parte interna do estúdio parece ainda mais serena, com cânticos leves vindo de um sistema de som. Parece um spa, com o forro de madeira nas paredes, e há um cheiro no ar, como... ela não tem certeza; mel e lavanda é o que vem à mente.

Graciela está claramente impressionada e até Stephanie tem de admitir que é espetacular. Katherine, por outro lado, parece bem mais concentrada em encontrar Lee em meio à aglomeração de gente enfileirada junto à recepção. Até agora, nem sinal.

— Você acha que isso está certo? — pergunta Graciela, lendo no panfleto. — Cada aula sai a 35 dólares?

— É o preço — Katherine lhe diz. — Mas isso inclui uso ilimitado da sauna, caso você tenha tempo ilimitado, o que provavelmente tem, se tiver fundos ilimitados para pagar 35 dólares por uma aula de ioga.

Elas fazem o registro e entram para trocar de roupa nos vestiários de mármore e vidro, que mais parecem aqueles banhos romanos, só que reinventados por um decorador de Las Vegas. Stephanie adoraria ver o fluxo de caixa desse lugar. Não parece possível que eles tenham um lucro real, apesar da massa de jovens atraentes circulando da sauna para os chuveiros vestidas com robes felpudos fornecidos pelo estúdio. Os tipos de gel de banho e hidratantes italianos são de uma empresa sobre a qual Stephanie leu numa revista estilosa, mas nunca se sentiu indulgente o suficiente para comprar. Pena não ter trazido um frasquinho de viagem para levar uma amostrinha.

A recepcionista orgulhosamente lhes informa que há entre cinco e seis turmas simultâneas, desde seis da manhã até dez da noite, portanto, talvez seja puramente uma questão de volume.

— E às sextas nós temos uma turma à meia-noite, a "Hora do Relaxamento Poderoso", uma aula animada ao som de *house*. E logo teremos música ao vivo, executada pelo mestre do harmônio Panjit Alan. Depois da aula de relaxamento, tem o serviço de champanhe, no Karma Lounge.

— Parei de beber na hora errada — Stephanie disse a Graciela.

— Também há refrigerante cítrico — acrescenta a recepcionista, paga para ser prestativa, independente de qualquer coisa.

Tudo isso parece tolice demais para ser verdade, mesmo que todo o mimo tenha algum atrativo.

Quando as três saem do vestiário, Katherine põe a mão no braço de Stephanie e pergunta:

— Aquela não é Imani Lang?

A menção do nome, com o qual Stephanie vinha jogando duas semanas antes, quando estava fazendo a oferta de seu filme, lhe dá uma pontada de tristeza misturada com empolgação. Ela estava torcendo para que Imani voltasse à aula de ioga, mas ela nunca mais apareceu. Agora, ali está ela, encolhida no canto de um sofá com almofadas alaranjadas, falando baixinho ao celular, vestida com um top bege com decote V que Stephanie andou cobiçando na Lululemon, semana passada.

— Ela chegou a voltar ao estúdio de Lee? — pergunta Stephanie.

— Não que eu saiba — responde Katherine. — Venha comigo.

Imani guarda o telefone, assim que vê Katherine, levanta do sofá e lhe dá um abraço.

— Minha heroína de Silver Lake — ela diz. Assim como muitas atrizes de sucesso que Stephanie conhece, Imani tem um jeito de parecer sincera e, ao mesmo tempo, falar alto o suficiente para ser ouvida pela pequena plateia de fãs adoradores que sabe estar observando.

— Heroína é um pouquinho de exagero — diz Katherine —, mas eu aceito. Lembra-se de Stephanie?

Imani dá um olá relativamente tranquilo e Stephanie lembra a si mesma que, às vezes, entrar de sola pode ser um tiro no pé. Ela vem melhorando em se conter um pouco e não tentar impressionar nem causar impacto logo de cara. "Não force", Lee diz a elas na aula. "Deixe a posição florescer."

Stephanie apresenta Graciela, depois diz:

— Você nunca mais voltou a Edendale, sentimos sua falta.

— Sempre penso em voltar. Tenho feito aulas numa porção de estúdios, com uma amiga.

— Vi uma foto sua com Becky Antrim no TMZ — diz Graciela. Ela é tão meiga e inocente que se safa ao fazer esse tipo de comentário sobre um site de fofocas, pois não soa ofensiva nem intrometida. — Vocês duas estavam lindas. Num *workshop* em Santa Monica, eu acho.

— Nem quero tocar no assunto — diz Imani. — Foi a Becky quem me falou sobre essa aula hoje. Afluxo Profundo alguma coisa. — Ela dá de ombros. — Estou melhor que antes, isso eu posso lhe garantir.

— É uma aula de Lee — diz Katherine. — Por isso viemos. Você não sabia? Você verá como ela é boa, agora que já conheceu outros professores com quem comparar.

Junto à porta do estúdio, elas são paradas por um atendente, um homem magro de rabo de cavalo, ombros deslumbrantes e um sorriso entre de beato e de tubarão.

— Vocês ficarão contentes em saber — ele diz — que não precisarão de seus colchonetes. Tudo é oferecido!

Stephanie espia por cima do ombro dele e, de fato, há colchonetes espalhados pelo piso do vasto estúdio, alguns tons diferentes de laranja cuidadosamente arrumados para compor uma estampa, como um mosaico de borracha. A luz é fraca, com pequenas lâmpadas piscando no teto, uma constelação de estrelas distantes. Como é lindo e irritantemente perfeito.

— Quando você diz que ficaremos felizes por não precisarmos de nossos colchonetes — diz Stephanie —, presumo que queira dizer que não poderemos usá-los, é isso?

— É uma norma — diz o atendente.

— Como saberei quem usou o colchonete antes de mim? — pergunta Imani.

— Eles são individualmente higienizados todas as noites — ele explica —, com aveleira e extrato de cascas de laranja orgânicos. Depois, tratados com luz ultravioleta. E, a propósito, sou um grande fã, Srta. Lang. Ah, e gostaríamos de orientá-las a não trazer garrafas plásticas d'água para o estúdio. Nós vendemos garrafas metálicas reutilizáveis da

YogaHappens lá na recepção. Elas vêm em cores que combinam com a paleta do estúdio.

— Talvez na próxima — diz Imani.

— Certamente — responde o atendente. — E se não quiserem usá-las hoje, ficarei feliz em guardar suas garrafas plásticas até o fim da aula. Podemos etiquetá-las com seus nomes.

Stephanie acharia o negócio todo menos irritante se eles simplesmente fossem diretos e confiscassem o que for proibido e atirassem num latão, como fazem nos aeroportos. O fraseado ensaiado e educadinho é insultante. E ela detesta que lhe digam o que a deixa feliz, principalmente porque usar seu próprio colchonete e beber na própria garrafa plástica (!) de água é o que *mais* lhe agradaria nesse momento.

— Qual é o preço das garrafas? — pergunta Graciela.

— Quarenta e dois dólares — ele diz. — Mas há água filtrada ilimitada no Centro de Experiência, sem qualquer custo, e você recebe de cortesia um chá *kombucha* do Himalaia — ou um *cappuccino* — para tomar no Karma Lounge.

Entre o champanhe e o *cappuccino*, o Karma Lounge está começando a soar como um lugar bem badalado. Daqui a pouco eles vão começar a falar bem de seus *sundaes* e sanduíches de rosbife.

— Esperamos uma turma cheia hoje, portanto as senhoras talvez queiram entrar e escolher suas áreas de exercício.

— A Lee já está aqui? — pergunta Katherine. — A professora?

O atendente dá um sorrisinho que deveria ser amistoso, porém, para Stephanie, parece transparecer que ela é apenas gentinha e não deveria estar perguntando sobre a estrela.

— Tenho certeza de que ela está no salão verde, se concentrando. Se quiser enviar um recado, ficarei feliz em encontrar alguém que possa entregá-lo.

— Não, tudo bem — diz Katherine. — Estou de olho num colchonete específico e não quero ficar fora da minha área de exercício.

— Salão verde? — diz Imani, conforme elas entram. — Estou totalmente na profissão errada.

É claro que o salão verde não é verde, mas de um tom claro de salmão, que combina com o alaranjado do restante do estúdio. Lee acha toda a coordenação de cores algo incrivelmente tranquilo, o que provavelmente é a intenção. Ela e Alan decoraram o estúdio usando a intuição e, verdade, alguns pisos e tintas fora de catálogo, que conseguiram a bons preços. Nem lhes ocorrera que poderiam contratar um decorador ou consultor de *feng shui*, não que isso fosse uma opção, de qualquer maneira. Mas aqui tudo é planejado nos mínimos detalhes. Dá a impressão de ser ligeiramente falso, mas também tem algo tranquilizador a respeito.

O salão verde é habilmente dividido em sessões com telas baixas e almofadas espalhadas pelo chão. Há uma mulher com um *colant* imaculadamente branco meditando em posição de lótus num dos cantos, e, do outro lado da tela atrás dela, dois homens estão conversando sobre o fato de haver oitocentos candidatos para uma vaga aberta na unidade deles em West Hollywood. Lee fica aturdida com o número. Como é que ela pode sentir qualquer coisa além de gratidão e lisonja por ter sido procurada e ter recebido essa oferta incrível? O ambiente corporativo é meio repulsivo — muitos dos detalhes gritam "dinâmica de grupo" —, mas o importante é o que acontece entre ela e seus alunos.

Alan deveria ter vindo hoje, mas ele ligou no último minuto dizendo que estava fechando os detalhes finais de uma música que estava prestes a mandar para o agente. Lee tem certeza de que ele poderia ter vindo, mas, de certa forma, é um alívio que não esteja aqui. Quando ela pensou nele na aula, ficou empolgada, pois ele a veria em sua melhor forma, ensinando um novo grupo de alunos. Mas depois lhe ocorreu que isso talvez o fizesse sentir competitivo com relação a ela. Ela pensa em quantas vezes já se anulou no passado apenas para não deixar Alan infeliz. E é possível que fizesse isso hoje, se ele estivesse na sala.

Uma jovem de olhos brilhantes se aproxima e pergunta se ela gostaria de alguma coisa antes da aula — água, café, uma massagem rápida? Ela tem um limite para aturar bajulações e a ideia da massagem, apesar de atraente, certamente passa dos limites.

— Estou bem, mas obrigada.

— Certo, meu nome é Diandra e, se precisar de qualquer coisa, me chame.

— Você dá aula aqui?

— Não, bem que eu gostaria. Ganho uma hora de aula grátis para cada três horas de serviço voluntário. Zhannette e Frank são muito generosos com todos, é muito bonito.

— Você os conhece?

Diandra arregala os olhos.

— Não! Meu Deus, eu adoraria, mas só algumas pessoas os conhecem. Eles são muito reclusos.

Quinze minutos depois, Diandra volta e avisa que está na hora de iniciar a aula. Mas que ridículo, depois de todos esses anos e centenas de aulas, Lee sente um novo nervosismo por ficar diante dos alunos. A interpretação mais lógica é que ela deve realmente desejar impressionar o estúdio e querer muito esse emprego.

Diandra a conduz até o fundo do salão verde e depois por uma porta estreita que abre diretamente no estúdio onde ela dará a aula. Eles certamente pensam em tudo. A sala está cheia, talvez umas cem pessoas, mas os colchonetes estão arrumados de forma caprichada, deixando corredores de passagem entre eles para que ela possa caminhar enquanto ensina, e há bastante espaço na frente para as demonstrações.

Depois de passar vários dias pensando em maneiras de deixar a aula mais elaborada, talvez mais adequada ao alto nível desse estúdio, ela avista Katherine e Stephanie e percebe algo, pouco antes de começar a falar. Ela não pode mudar nada sem desequilibrar o que faz e o motivo pelo qual ama ensinar.

— Vamos começar sentados — ela diz —, de olhos fechados. Essa aula foi descrita como uma jornada. Mas, antes de embarcarmos, que tal *des*fazermos as malas? Suas expectativas, seus desejos de fazer dez saudações ao sol, seus planos para mais tarde, a discussão que tiveram essa manhã, sua rede de segurança. Deixem tudo para trás. Comecem sentindo leveza e liberação, sem medos, sem suposições, nada que tire seu equilíbrio e os distraia. Só vocês e eu e uma bela tela em branco para brincarmos. Depois de ver e sentir, abram os olhos e nós começaremos.

Conforme Imani dirige para casa, ela liga para Becky e deixa um recado:

— Não posso acreditar que você perdeu a aula de hoje na YogaHappens. De todas que frequentamos, eu tenho que dizer, essa foi a melhor. A professora tem um estúdio em Silver Lake e, no fim das contas, eu já tinha feito uma aula com ela. Nunca mencionei porque fiquei com receio de que você não gostasse dela, então, eu me sentiria uma babaca. Mas ela é incrível. De qualquer forma, não é por isso que estou ligando. Vou aceitar seu conselho e ligar para a minha empresária, avisá-la que estou pronta pra começar a ler uns roteiros. Portanto, obrigada. Depois me liga. Vamos combinar uma hora para irmos juntas a Silver Lake.

Só depois de desligar o telefone que Imani se dá conta do que acaba de dizer. Ela está pronta para seguir em frente, pronta *para tocar a vida*. Talvez tenha desfeito as malas de todos os medos e expectativas no começo daquela aula. E agora ela está livre. Mas assim que absorve essa imagem e realmente se permite acreditar nisso, ela sente uma dor por dentro. Seguir adiante significa se desprender de algo, do passado. Do bebê que ela carregou por quatro meses e meio e não conseguiu carregar até o fim. Sua filha. Ellie. *Não dê nome ao bebê até o terceiro trimestre*, uma amiga do Texas lhe aconselhara. Mas Imani nunca foi supersticiosa. E, em algum momento no começo do quarto mês, ela começou a sentir como se conhecesse o bebê, seus humores e sua personalidade. Era impossível descrever, mesmo para Glenn. Simplesmente uma compreensão e ligação poderosas que ela jamais havia experimentado. Talvez fosse tudo maluquice, projeção hormonal. Como ela poderia ter certeza? Ela conversava com Ellie quando estava sozinha, só que, quando estava grávida, ela nunca se *sentia* sozinha. Sentia seu peso suave nos braços, algo tão real, uma sensação verdadeira, era misterioso.

Todos os meses, desde que a perdeu, ela ainda sente aquele peso nos braços, às vezes. De certa forma, tem sido um consolo. Ela sabia que não poderia se ater a isso (e essa é provavelmente a parte verdadeira), *se mimar com isso*, mas abrir mão da sensação para simplesmente "seguir em frente" sempre lhe pareceu um abandono cruel. Deixar seu bebê para trás. Quem cuidaria dela? Quem a amaria? Como ela *poderia* fazer isso?

Quando está prestes a entrar na Los Feliz Boulevard, ela começa a chorar, chorar tanto que quase não consegue enxergar a rua. Ela vira rapidamente no Griffith Park, estaciona o carro, desliga o motor e cai sobre o volante.

Quando olha para cima, ela vê que o céu está num tom raro e radiante de azul, acima do parque verde. Tudo está surpreendentemente calmo. Uma mulher lê num banco bem perto dela e, no gramado, uma menininha de vestido amarelo está correndo atrás de um cachorro, rindo e dando gritinhos.

Tudo vai ficando embaçado através das novas lágrimas de Imani.

— Desculpe — ela diz, quase sem conseguir pronunciar as palavras. — Desculpe, bebê, desculpe, desculpe. — A menininha agora está mais longe, correndo atrás do cachorro, rindo histericamente. E ela sabe que esse é o momento, assim que tem de ser. *Eu preciso fazer isso, bebê. Tenho que deixá-la em paz. Você tem que me perdoar, Ellie. Tentei tanto. Eu fiz meu melhor, minha bebezinha. Você tem que acreditar em mim. Eu queria você com todo meu coração e minha alma. Eu quis estar com você, tomar conta de você, amá-la. Simplesmente não era pra ser. Então, agora preciso deixá-la ir.*

Simplesmente preciso deixá-la ir.

Tudo bem, ela pensa, e começa a se acalmar. Esse é o momento e a forma como vai acontecer. Ela liga o motor e enxuga as lágrimas. Chega de chorar. Chega. Ela lentamente dá ré e segue dirigindo, entrando no fluxo do tráfego, pronta para começar.

TERCEIRA PARTE

Em meio aos cumprimentos de Diandra e de alguns outros empregados do estúdio no salão verde, Lee reconhece que se divertiu muito dando a aula. Há algo divertido na energia criada numa sala com tantas pessoas, muito mais do que o estúdio de Silver Lake jamais poderia abrigar, todas fazendo as mesmas coisas mais ou menos em união. Pela sua perspectiva, a turma às vezes parecia fazer uma dança maravilhosa que ela estava coreografando, conforme a aula avançava. Todos se movendo e respirando juntos, de modo que, às vezes, dava a sensação que o espírito coletivo realmente podia influenciar uma mudança no mundo. Ela frequentemente tem essa sensação diante de suas turmas, porém, hoje, o grupo maior só fez isso parecer ainda mais forte.

Enquanto está juntando suas coisas para ir embora, seus dois velhos amigos — o Robusto Dave e o Hidrante Chuck — surgem de outra porta misteriosa, cheios de sorrisos e animação. Essa é a primeira vez que ela os vê no estúdio, e eles estão vestindo camisetas alaranjadas, como todos aqui aparentemente são obrigados a usar. Ambos estão incrivelmente em forma, embora de modos tão diferentes, um alto e esguio, o outro baixo e parrudo, como um par composto para que seus corpos complementem e também contrastem um ao outro.

— Você foi demais! — elogia Dave.

— Totalmente incrível — Chuck diz. — E, mais diretamente ao ponto...

— ... exatamente como esperávamos.

Hidrante: Exatamente o tipo de aula criativa que precisávamos para completar nosso leque de ofertas.

Robusto: E a resposta dos alunos foi incrível. Eles estão em êxtase.

Hidrante: Assim como...

Robusto: ... Zhannette e Frank!

Tudo que Lee pode dizer, sinceramente, é que ela fica grata em ouvir isso e que também gostou muito.

Os homens concordam com a cabeça ao mesmo tempo e simultaneamente abaixam as pranchetas que traziam pressionadas ao peito.

— Algumas anotações que fizemos enquanto observávamos — diz o Robusto.

— Não vi vocês no salão — Lee diz. Ela esperava que eles estivessem lá e, por algum motivo, ficou aliviada quando viu que não estavam. Eles riem juntos diante de seu comentário.

Robusto: Temos nossos meios...

Hidrante: Câmeras de vídeo. Posicionadas bem discretamente. Elas ajudam a manter o controle de qualidade.

Robusto: O que está se tornando um problemão surpreendente em nosso ramo.

Hidrante: A maior parte do que temos aqui é para ser abordado depois.

Robusto: E não é nada que esperássemos que você percebesse na primeira vez.

Hidrante: Notamos que havia umas seis pessoas que entraram com suas próprias garrafas de água.

Robusto: Eu contei oito, Chuck, mas dá na mesma. Geralmente, a pessoa que dá as boas-vindas, junto à porta, fala com os convidados sobre isso conforme eles estão entrando, mas, por conta da lotação de hoje, ele obviamente deixou escapar alguns.

Hidrante: Nada demais. No futuro, você vai até eles e remove as garrafas, as coloca do lado de fora da porta. Tudo de forma discreta e solidária.

Robusto: Você diz, baixinho: "Não deixe isso acontecer novamente".

Hidrante: Gostaríamos que você usasse essas palavras. Todos os professores falam assim.

Robusto: Isso reforça a mensagem.

Hidrante: É muito eficaz.

Essa questão parece tão sem importância para Lee que ela chega a ficar constrangida de sequer responder, de um jeito ou de outro. Diandra havia mencionado as garrafas de água antes da aula, mas ela não levou a sério. Aparentemente, é uma obsessão de todos que trabalham ali. Os rapazes lhe dizem outras coisinhas: ela não começou a aula se certificando de que os alunos tivessem assinado um documento, não promoveu os futuros eventos do estúdio e não sugeriu que os alunos se reabastecessem de suco fresco ou uma vitamina batida no Karma Lounge. Ah, e mais uma coisa, seria ótimo se ela pudesse inserir uma ou duas posições que advertisse aos alunos para *não* tentarem, mas demonstrasse assim mesmo. Talvez uma posição que envolva o pé atrás da cabeça ou um equilíbrio de braço complicado.

— Os alunos se sentem mais confortáveis e seguros — diz o Robusto Dave — se têm certeza de que a professora consegue fazer coisas que eles não conseguem.

— E você pode lhes dizer — Chuck frisa — que se eles quiserem fazer posições mais complicadas ou *sexy*...

— Preferimos que você use essa palavra. É muito eficaz.

— ... que devem pensar em aulas particulares. Cento e vinte dólares por hora.

Robusto: Fora isso...

Hidrante: ... foi brilhante. Além...

Robusto: ... de nossas expectativas. Adoraríamos comemorar se nos acompanhasse para o almoço, no Karma Lounge.

Hidrante: Isso incentiva os alunos a frequentarem, por verem os professores indo.

— Não estou com tanta fome — diz Lee.

— Uma bebidinha é o suficiente.

— Certamente. Está no manual da equipe.

A cliente de Katherine está marcada para um horário de massagem de noventa minutos e explica a ela, ao chegar, que gostaria de uma massagem desintoxicante.

— Acabo de sair de duas semanas da reabilitação e ainda estou me sentindo meio frágil. Preciso de atenção especial aos rins e às glândulas suprarrenais.

— Entendo perfeitamente — diz Katherine.

Naturalmente, ela entende, mas a cliente, Cecily, é uma mulher alta e esguia, que já frequenta Edendale há mais de um ano, fazendo ioga e massagem. Ela é bem condicionada e ágil, tem um equilíbrio perfeito nas aulas e segue uma dieta rigorosa de comidas cruas. Mesmo com todo o trabalho que Katherine já fez no corpo de Cecily, ela nunca notou nenhum sinal, nenhuma marca, nem cicatrizes ou a sensibilidade que está acostumada a ver em gente que abusa de drogas e álcool. Ela até poderia acreditar em alguma forma de disfunção alimentar esotérica, mas essa revelação é um choque.

Cecily está deitada de bruços na mesa de massagem, e quando Katherine está prestes a pressionar as mãos em suas costas perfeitas, ela ergue a cabeça e pergunta:

— Que tipo de óleo você vai usar em mim?

— É um óleo orgânico de amêndoas.

— Tem alguma coisa dentro?

— Eu ia usá-lo com uma leve essência de lavanda, que muita gente acha purificadora. Mas se você preferir...

— Ah, meu Deus — ela diz. — Que bom que eu perguntei. Nada de florais ou extrato de ervas. Isso está *completamente* fora de questão para mim.

— Tenho sem cheiro. Ou uma loção simples, se for melhor.

— Óleo sem cheiro está ótimo. Desculpe, não quero parecer exigente, mas não posso deixar que nada me tire do prumo.

Katherine nunca foi de falar de seus vícios com as pessoas. Ela sempre se sentiu humilhada pelo que via como sua própria fraqueza e descobriu que, de maneira geral, ela lida melhor com seus problemas mantendo a cabeça baixa e se concentrando neles na sua vida privada. É uma das razões por jamais ter entrado nos programas de doze passos. Mas, ao longo dos anos, ela percebeu que essa não é a norma, e que a maioria das pessoas não consegue parar de falar sobre suas dependências e vícios depois que saem ou são empurrados do estágio da negação. Ela fica tentada a perguntar a Cecily o que ela usava, mas sabe que tudo que tem a fazer é ficar quieta pelo tempo suficiente e isso logo será revelado.

Depois de meia hora, Cecily diz:

— Acho que, para mim, o mais difícil de largar foram os extratos, soluções farmacológicas. E eu naturalmente usava as que não continham álcool.

— Extratos?

— Comecei com equinácea e a hidraste, para o sistema imunológico. Para muita gente, acabam sendo a porta de entrada. Você sente um resfriado chegando, vai comprar o extrato de equinácea e se sente um pouquinho melhor. É totalmente aceito e não é regulado. Estamos cercados de propagandas deles, em todas as revistas de ioga, nas lojas de comida natural. Da próxima vez que você vai à farmácia, percebe que há um corredor inteiro de extratos. Então, você pensa, vou tentar uma erva-de-são-joão, para melhorar o humor, depois uma valeriana, para ajudar a dormir. Depois usa o extrato de mate, para ajudar a acordar. E isso não é nem o começo. Algo para a vista, algo para as juntas, algo para os cabelos. — Katherine sente o corpo de Cecily estremecer um pouco sob suas mãos. — E também tem as cápsulas e extratos minerais e as curas homeopáticas e florais de Bach.

Agora está claro que Cecily está chorando, com a combinação de tristeza e autopiedade dos viciados. Katherine põe um lenço de papel em sua mão frouxa, e ela o leva ao rosto e assoa o nariz.

— Eu estava gastando algumas centenas de dólares em remédios por semana. Às vezes, eu mastigava um frasco inteiro de remédio homeopático como se fosse bala. Comprava em lojas diferentes para que os vendedores não percebessem o quanto eu estava comprando. Estava me isolando cada vez mais. Não é algo social como a bebida e a heroína.

— Imagino que não.

— Numa manhã de sábado, eu me vi numa daquelas lojas de suplementos, no shopping, cercada daqueles caras inchados, comprando proteína em pó, naqueles potes gigantes. Isso foi meu fundo de poço. Foi quando eu soube que tinha que enfrentar o fato de ter um problema.

— Você estava usando... vitaminas? — pergunta Katherine.

Cecily sacode a cabeça, fazendo estalar o forro de papel do descanso de cabeça.

— Nunca *toquei* em vitaminas — diz ela, orgulhosamente.

Ao final da sessão, Cecily dá a Katherine uma gorjeta de trinta dólares e lhe pede discrição.

— É claro — responde Katherine. — Você só precisa acreditar em si mesma e confiar que pode superar isso.

— Eu acredito. Nunca mais quero voltar a isso, acredite. Eu estava num lugar muito, muito obscuro. Comecei a tomar Xanax, para diminuir minha ansiedade quando ia fazer compras no supermercado. Ainda bem que falei nisso, tenho que tomar meio agora. Passo por uma farmácia, no caminho de casa. Na verdade, também tem uma loja de comida natural. Ah, vou tomar logo um inteiro.

Katherine acompanha Cecily até a calçada e fica ali em pé, no ar quente, absorvendo o zumbido da vida urbana dessa hora do dia. Isso é algo que ela adora em Silver Lake — a aura de comunidade de cidade pequena, mais que em qualquer outro bairro de L.A. O lado ruim é que você dá de cara com uma porção de gente conhecida o tempo todo. Como, digamos, se estiver tentando se arranjar com um cara maravilhoso que trabalha no fim da rua, depois, quando finalmente consegue, você fica com medo, porque ele é *legal demais*, então, quando resolve que não vai sabotar algo potencialmente bom, antes mesmo de começar, você recorre ao seu antigo jeito fodido e ferra tudo. Ela ainda vê a expressão de mágoa e raiva no rosto de Conor quando Phil apareceu trás dela naquela noite. O incidente foi tão constrangedor e equivocado que ela não suporta nem pensar a respeito. A boa notícia é que ela expulsou Phil (ao menos um ponto para a sanidade) e que, em vez de cair numa espiral fora de controle, apenas voltou à rotina com as aulas de Lee. Então, é isso. Um dos caras que trabalha com Conor disse a ela que ele seria transferido para outro bairro em breve. É sempre assim com os caras novos.

Talvez ele esteja refletindo sobre o que deve fazer agora. Ou talvez seu silêncio signifique que ele já decidiu seu próximo passo, e vai ser para bem longe dela.

Ela avista Stephanie sentada numa mesa na calçada do Café Crème, do outro lado da rua, trabalhando em seu computador e esperando pelo início da aula vespertina de Lee. Ela acena e Stephanie a chama. Atravessa a rua correndo, juntando-se a ela na mesa.

— Gostei dos seus sapatos — diz Stephanie.

Katherine olha para baixo e percebe que está descalça. Ela gosta de trabalhar sem sapatos, às vezes; todos estão acostumados a ver gente descalça no estúdio, ninguém nem nota.

— Que bom que você aprova — diz Katherine. — Foram baratos. Como vai o trabalho?

— Tá indo. Não saberei se ficou bom até terminar.

— E quando será isso?

— Logo. Entregarei ao produtor... vamos ver.

Ela está olhando para Katherine de um jeito de quem parece que quer perguntar algo.

— Está tudo bem?

— Olha — diz Stephanie —, eu sei que você e Lee são boas amigas e não quero me intrometer, mas é sério o negócio dessa tal de YogaHappens?

É sempre melhor cuidar da própria vida e deixar que as pessoas tomem suas próprias decisões, mesmo quando você acha que são erradas. Ela realmente não acha que essa manobra fará Lee feliz, mas, por outro lado, ela não está em posição de julgar. Talvez ela sinta que Lee a está abandonando e não *quer* que ela seja feliz.

— Acho que é bem sério.

— É um grande erro. Precisamos convencê-la a desistir disso.

— Não sei, Stephanie. Estou tentando me concentrar em evitar meus próprios erros.

— Eu também. Mas você não gostaria de ter uma ajudinha, às vezes?

Quando ela obteve ajuda, geralmente veio de Lee.

— Quando você diz que "precisamos convencê-la a desistir", presumo que queira dizer que *eu* tenho que convencê-la.

— Acho que você precisa tentar.

Graciela está esfregando o armário embaixo da pia da cozinha da mãe quando recebe a ligação. Heberto, o falecido marido da mãe, era um cara do tipo faz-tudo e, como a maioria dos caras do tipo, ele tinha muita ambição e pouca habilidade. Graciela descobriu que há reparos elétricos e hidráulicos malfeitos pela casa inteira. Em quase todos os cômodos, há evidências de boas intenções que não deram certo — uma caixinha de material de construção, tubos de selante pela metade, pedaços de ladrilho, restos de compensado. Em algum momento, ele obviamente tentou fazer algo em relação ao vazamento do ralo da pia da cozinha, mas perdeu a paciência, ou a fé em suas habilidades, para completar a tarefa. Quando ela abriu o armário, foi recebida pela visão e pelo cheiro de esponjas mofadas, panos úmidos, caixas de buchas metálicas e detergente já desintegrando.

Uma coisa que ela descobriu ao ajudar a mãe é que, quanto maior a bagunça que ela arruma, maior a satisfação que tem pelo trabalho feito.

Ela recolocou a máquina lava-louças, apertou alguns parafusos frouxos (Heberto, obviamente, tinha deixado as porcas embaixo da pia) e começou a jogar coisas no lixo. Caixas de material de limpeza vencido, embalagens de amônia e cera de chão cobertas de limo, ferrugem ou ambos. Ela tirou toda a roupa, ficando apenas com a camiseta apertada de Daryl que vestira pela manhã. Quando ouviu o telefone tocar sobre a mesa da cozinha, estava coberta de suor e espuma e resolveu deixar cair na caixa postal. Alguns minutos depois, ela saiu de debaixo da pia e inspecionou o trabalho. Impecável. Uma das realizações mais inferiores de sua vida, mas que lhe deu grande prazer. Ela não consegue consertar a vida da mãe, não pode mudar seu comportamento nem fazê-la feliz. Mas pode limpar a casa para que, quando a própria mãe estiver pronta a fazer as outras mudanças, tudo esteja no lugar.

Dá pra ouvir as vozes agudas da novela, no quarto dos fundos, e a mãe xingar e rir dos personagens. Não importa o que ela diga ou quanto a trate mal, em algum lugar, lá no fundo, ela certamente aprecia o que Graciela tem feito por ela.

O recado no telefone começa lento e sério. É Mickey Michaelson, a mulherzinha com o rosto puxado para dentro da boina. No fim das contas, ela é assistente do coreógrafo e integrante indispensável da equipe formada para a filmagem do clipe.

— Graciela — ela começa, depois para. Ela tem um daqueles sotaques peculiares com uma ponta britânica e outra ligeiramente francesa, um pouquinho do sul e muita afetação. Um sotaque comum no país soberano da indústria do entretenimento. — Lamento ser eu a lhe dizer, mas alguém tem que fazer isso, certo? A partir da semana que vem, você vai ralar *muito*, mocinha. Você é a dançarina número cinco, meu bem. Me liga.

Graciela vê seu reflexo na janela da cozinha. Se Mickey pudesse vê-la agora, ela provavelmente retiraria a oferta. Seus cabelos estão ensebados; a camiseta, imunda. Bem, nada como uma pequena checada na realidade para trazê-la de volta à Terra, caso ela corra o risco de ficar com o ego inflado.

Ela vai até a sala envidraçada, onde a mãe está aconchegada diante da TV. Está passando um comercial barulhento, um antiácido representado por um personagem animado desentupindo o sistema digestivo de uma pobre alma que se excede.

— Mama — ela diz. — *¿Puedo bajar el volumen, Mama?*

A mãe franze a testa, mas coloca a TV no mudo.

— Consertei o vazamento embaixo da pia e joguei fora toda a bagunça que estava ali.

— *¿Sacaste el moho?*

— Tirei todo o mofo possível. Acho que tirei tudo.

— *Buena chica* — diz a mãe.

Isso não chega a ser um grande elogio. É o tipo de coisa que se diz a alguém contratado para faxina. Provavelmente, algo que a mãe ouvia de seus patrões, quando *ela* limpava casas. *Boa garota*. Mas é alguma coisa. No momento, Graciela está tão feliz por esse pequeno elogio que sente as bochechas esquentarem de felicidade.

— Acabei de receber uma ligação, Mama. Você não vai acreditar. Estarei num novo clipe. Com a Beyoncé, Mama. Aquela da *Dreamgirls*, lembra?

— *¿La gorda?*

— Não, a que se parece com a Diana Ross. Ela é maravilhosa. É uma grande chance pra mim, Mama. Mais de mil garotas fizeram o teste.

A mãe sorri e concorda com a cabeça, embora não pareça especificamente feliz. O comercial termina, e ela aumenta o som novamente.

— Não deixe de lavar seus cabelos antes da sua "grande chance". Você parece uma bruxa. E use uma camisa diferente. Dá pra ver seus mamilos. Grandes. *Como una animala*.

Graciela fica quase sem ar. Uma bruxa? Animal? A mãe acabou de dizer isso? Ela sai da sala envidraçada, volta à cozinha, amarra os sacos de lixo cheios de porcaria e os coloca no latão do lado de fora. Ela está prestes a vestir a blusa quando vê o telefone, em cima da mesa. Deveria ligar para Daryl; provavelmente deveria ter ligado primeiro para ele. Mas e se ela ouvir aquele tom na voz dele, que ela sabe significar que ele se sente ameaçado, receando que qualquer sucesso dela ameace o relacionamento dos dois ou a fará amá-lo menos? O que ela precisa, agora, é de um entusiasmo absoluto. Ela pega o telefone e disca.

— Lee — ela diz — é a Graciela. Eu queria te contar... eu consegui o trabalho. Acabei de receber um recado e...

Lee grita tão alto e com tanta empolgação que, por um momento, Graciela acha que a mãe pode ouvi-la, mesmo com a TV.

— Estou tão feliz por você, minha querida! Estou tão orgulhosa de você! Precisamos comemorar.

— Honestamente, não teria acontecido se você não...

— É *você*. É seu talento. Seu trabalho duro. *Você* conseguiu. Você batalhou. Você merece.

Alguns minutos depois, ela coloca a blusa no braço e entra na sala envidraçada. O sol voltou e a sala está abafada. Tem um ar-condicionado, mas sua mãe nunca usa enquanto Graciela está lá, alegando não querer gastar luz. Porém, mais de uma vez, Graciela a ouviu ligá-lo, assim que saiu da casa.

— Estou indo, Mama — ela diz.

— E quanto ao armário da cozinha?

— O que é que tem, Mama?

— Você disse que também ia limpar hoje.

— Da próxima vez... — ela começa. Mas, não, ela não pode ficar voltando dessa forma, deixando toda sua vida de lado. — A senhora mesma pode fazer, Mama. Pode fazer, ou contratar alguém que faça, ou ligar para seus filhos. Ligue para Manuel ou Eddie. Diga a eles que venham limpar seus armários.

— Ficou boa demais pra me ajudar, agora? *¿Eso es todo?*

— Eu jamais a desrespeitei. Nunca fiz nada além de amá-la e tentar ajudar. Não vou mais deixá-la me insultar. Não posso. Tá bem, Mama? Quando quiser ligar e se desculpar, tem meu número. Até lá, não se incomode.

Lá fora, Graciela veste a blusa, mas suas mãos estão tremendo demais para abotoar. Ela olha de volta para a casa da mãe e até espera que ela saia correndo zangada atrás dela. Mas, é claro, a casa está quieta, exceto pelo ruído súbito do ar-condicionado sendo ligado e o sol refletindo nas janelas. Ela respira fundo e começa a caminhar pela calçada, percebendo que suas mãos pararam de tremer. Ela abotoa metade da blusa. Sente um zumbido na cabeça, que não é raiva, nem ansiedade, nem nervosismo, nem culpa. É a vibração da empolgação. Ela conseguiu. *Fez* acontecer. Ela conseguiu seu trabalho dos sonhos. Não importa se sua mãe vai ou não ligar para se desculpar. Ela sempre estará disponível para a mãe, mas não precisa dela. A opinião da mãe sobre a filha não altera o fato de que a vida de Graciela está num lugar muito diferente do que estava uma hora atrás.

Quando Lee conheceu Alan, ele estava se formando da NYU, em Estudos Americanos, uma daquelas graduações que incorporam literatura e cultura pop, um pouquinho de política e muita opinião pessoal. "Estudos de *Mim*", como alguns de seus amigos chamavam. Ele queria estudar música, mas havia sido proibido pelos pais, em Chicago. Depois de estudar, ele arranjou um emprego em uma seguradora famosa e depois em um estágio num escritório de advocacia, mas nada realmente o agradava profissionalmente. Ele explicou a Lee que não era o tipo de cara que poderia trabalhar subordinado a outras pessoas. "Sou rebelde demais", ele explicara. "Independente demais. Sou criativo demais para ficar preso a um escritório." Ela admirou seu astral.

Ele estava morando no Brooklyn e trabalhando como assistente de um cara que fazia serviços gerais, um emprego que até pagava bem e lhe dava tempo livre para investir em seu verdadeiro amor.

A primeira vez que Lee ouviu Alan tocar e cantar foi na casa dele, no Brooklyn. Eles tinham jantado juntos, tomado várias taças de vinho, fizeram amor, depois ele pegou o violão e cantou para ela. "If I Had You", uma canção dos anos 20, com uma melodia simples e doce que ele cantou com uma voz macia, acompanhada por alguns acordes básicos do violão. *There is nothing I couldn't do, if I had you.*

Era uma noite morna; a tinta descascando das paredes do quarto de Alan estava escondida pela luz tremulante da vela. Ele estava nu mostrando sua radiante pele queimada pelo sol de verão. Só um cacho de cabelos escuros pendia sobre a testa enquanto ele cantava para ela. *If I had you*. Ele estava sorrindo docemente o tempo todo.

Ao fim da música, ele a *conquistou*. Corpo e alma.

Aquela performance foi o que a convenceu de que ele tinha talento. Tão claro, tão puro, tão natural.

Foi um choque quando ela o viu se apresentar diante de uma plateia, num pequeno restaurante no East Village. A naturalidade se fora, substituída por um ímpeto forçado que deixava sua voz bruta e seu instrumento ligeiramente agressivo. Mas ela estava loucamente apaixonada por ele e quaisquer dúvidas que tinha foram rapidamente banidas por seu encanto. Os interesses eram tão diferentes quando eles tinham vinte e poucos anos. Todos que ela conhecia estavam em busca de alguma coisa, correndo atrás de um sonho, e era combinado, mesmo que não expresso, que eles eventualmente colocariam de lado as fantasias irrealistas e irrealizáveis e achariam uma carreira que ao menos pagasse as contas.

No começo de seu relacionamento com Alan, ela passou um bom tempo a tranquilizá-lo quanto ao seu talento, dizendo que ele só precisaria das oportunidades certas. É isso que se faz, quando se ama alguém. Você acredita na pessoa e a apoia. Certo? E quando Alan disse que as oportunidades para *seu tipo de música e letras* eram melhores em L.A., ela acreditou e o apoiou, fez as malas e se mudou. Nunca se arrependeu dessa parte.

Logo que se conheceram, em Nova York, ela disse que era garçonete, o que era verdade à época. Só revelou que estava aprendendo ioga quando teve certeza de que ele não riria dela, nem a acharia uma boba.

Lee começou a estudar seriamente (enquanto praticava) ioga com Rosa Gianelli, uma mulher mais velha que se mudara para Paris, nos anos sessenta, para estudar com B. K. S. Iyengar. Iyengar fora trazido da Europa por Yehudi Menuhin para espalhar o evangelho da ioga. E Rosa deixou a família por vários meses para treinar com ele. Lee havia sido mandada para Rosa por um dos primeiros professores, e Rosa vira algo em Lee que ela sentia que Iyengar aprovaria — sua compaixão, sua sinceridade e sua visão atenta ao detalhe. Ela assumiu a tarefa de treiná-la, passo a passo, sem qualquer custo, como haviam feito com ela. Rosa instruiu Lee sobre as *asanas*, com uma meticulosidade por vezes enlouquecedora. Elas trabalhavam por horas, às vezes dias, numa mesma posição, como Iyengar fizera com ela. Rosa ensinava posicionando o corpo de Lee, mas também através da linguagem, das metáforas belas e precisas para descrever todos os movimentos que faziam com que cada gesto tomasse vida — a "abóboda" de cada arco de seu pé, a "cabeça da cobra" quando ela puxava os ombros para trás. A linguagem e intensidade de Rosa faziam Lee esquecer que ela estava numa casa das mais comuns de Long Island. Ela pegava o trem da cidade e caminhava até a casa de Rosa, todas as manhãs, tomava um café instantâneo e uma torrada, depois se permitia ser transportada a um mundo diferente. Rosa também fazia Lee estudar os *sutras* da ioga com tanta minúcia que, às vezes, Lee achava que teria sido mais fácil terminar a faculdade de Medicina. Às vezes, elas brigavam. Rosa forçava demais, sabia ser cruel e regulava os elogios. Mesmo assim...

Lee tem um imenso respeito pelo treinamento recebido por muitos professores que ela conhece, mas, às vezes, não consegue deixar de pensar que esses *workshops* e seminários lotados são como leite desnatado, comparados ao creme espesso dos dias que ela passou com Rosa.

No princípio, Alan era cético em relação à ioga. Ele era fanático por academia. Lee sabe que ele jamais admitiria, mas o que realmente o deixou viciado em ioga foi o *mula bandha*. A tão discutida "tranca" que supostamente controla o fluxo de energia entre as partes superior e inferior do corpo e, por fim, a energia entre a terra e o céu. Alan certamente não foi o primeiro homem na história a descobrir que, se você realmente se especializar nos mistérios da sutileza de erguer a base pélvica internamente, há *muitos outros* fluxos de energia que pode controlar em seu corpo. Os benefícios certamente foram melhores do que com os pesos livres. De fato.

Ela não reclamava. Não queria tomar pílula anticoncepcional mesmo, e quando Alan conseguiu disciplinar suas *bandhas*, eles não precisavam mais se preocupar com pílulas e camisinhas. E, naquele tempo, antes dos gêmeos e de o trabalho no estúdio ser tão puxado, na época em que eles pareciam ter tempo de sobra... Bom, há maneiras piores de passar uma, duas ou três horas do que explorando os limites do autocontrole de Alan. *De fato*.

Naquela época, quando tudo na vida deles parecia ir tão bem, a performance sexual de Alan não parecia incomodar tanto a Lee. "Olhe isso", ele dizia. "Olhe para mim, Lee", ele dizia, e ela obedecia alegremente. "*Mula bandha*, benzinho. Vai fundo." Pelo fato de se sentirem tão conectados, como se ele fosse *dela* e ela fosse *dele*, tudo era parte dessa ligação íntima. Não tinha a ver com ela ou ele, mas *eles*.

Porém, agora, as pequenas façanhas de Alan e sua cronometragem impecável parecem diferentes, de alguma forma, e nas tardes em que ele vem para a casa, como voltou a fazer, ela sente que importa menos o elo entre *eles* e mais ele ter uma plateia. Qualquer passante serve.

Na verdade, Lee está remoendo tudo isso enquanto eles fazem sexo, e, se isso está em sua mente, não pode ser bom sinal.

— Olhe isso — ele diz e tira. — Quando eu contar até dez. Fique olhando.

Mas, realmente, tudo se resume a uma valorização pessoal, mais do qualquer coisa, ao menos nessa parte.

Alguns minutos depois, ela volta para a cama e ele está checando as mensagens em seu iPhone. Ela detesta essa geringonça. Alan parece totalmente alheio ao fato de que metade do tempo em que está falando com ela também está brincando com *aquilo* — mandando mensagens, olhando os e-mails ou sei lá o que ele faz. Isso criou buracos nas conversas deles, os quais ele preenche com interjeições insignificantes como "hummms" e "é, é, é", mostrando que, mesmo quando não estão cara a cara, ele está olhando para o troço.

— Você notou uma diferença nos meninos? — ela pergunta.

— É, hummm... Não sei. Como?

— Dá pra você largar isso por um minuto, Alan? Pelo menos enquanto estivermos discutindo isso?

— Sabe, é realmente insultante pra mim quando você diz isso. Como se você achasse que eu não consigo fazer as duas coisas ao mesmo tempo, sabe?

— Só estou pedindo pra você parar, só isso.

Ele suspira de um jeito dramático, mas põe o telefone na mesinha de cabeceira.

— Feliz?

O aparelho faz um barulhinho. Mensagem de texto, provavelmente.

— Bem, notou? — ela pergunta, novamente.

— Notei *o quê*?

— Os meninos. Se notou uma mudança.

— Eles estão ficando mais velhos. Quer dizer, não sei. Estão mais altos. As crianças entram na puberdade mais cedo hoje em dia. Mas eles só têm oito anos. Duvido que seja isso.

— Estou me referindo à personalidade deles. Estão brigando menos. No começo, achei que Michael estivesse ficando menos agressivo, mas agora acho que Marcus também está diferente. É como se finalmente estivessem se equilibrando, encontrando um jeito pacífico de se entender. E isso começou quando eles começaram a praticar ioga.

Alan coloca as mãos atrás do pescoço e recosta na cabeceira da cama.

— É normal eles mudarem conforme vão ficando mais velhos. Não acho que seja esse negócio de mágica da ioga que conserta tudo. Se estiver fazendo algo por eles, ótimo, mas não faz sentido fingir que irá mudar completamente suas personalidades. Estou sempre tentando ensinar Marcus a tocar no uquelele aquela música que eu compus e... nada. Não está interessado.

— Acho que nós subestimamos Barrett. Se ela consegue fazer isso com os gêmeos, tem potencial. — Ela pousa a cabeça sobre a barriga de Alan, um bloco sólido de músculos. — Conversei com uma pessoa no colégio deles para ver se estão interessados em começar um programa de ioga lá. Para as crianças, mas também para os professores. Com Barrett como minha assistente.

— Barrett? Eu não me envolveria muito com ela. Além disso, você está assinando um contrato exclusivo. Não vai querer violar isso antes mesmo de fechar o negócio. Zhannette e Frank parecem ser capazes de descobrir tudo.

Lee sente que terá de lidar com o assunto delicadamente. A última coisa que ela quer é irritar Alan.

— Eu sei — ela diz. — Mas e se tentássemos flexibilizar o acordo um pouquinho? Nós praticamente concordamos com tudo que eles propuseram.

— Você está brincando comigo, Lee? Você sabe o salário que estão oferecendo.

— Sim, mas eles adoraram a minha aula, é o que precisam. Isso deve nos dar algum espaço para barganhar.

Alan rola de lado, sai da cama e atravessa o quarto como um raio.

— Caramba, Lee. Não me diga que você vai vir com essa pra cima de mim. Você está dando todas as cartas, eu sou o zé-ninguém. Se você quer barganhar, vá em frente. E se isso acabar ferrando o negócio todo, não me venha choramingando sobre custos de estudos e plano de saúde...

— Só estou vendo as possibilidades, Alan. Nada está decidido ainda.

— E vou te dizer mais uma coisa. *Se* você foder tudo, não espere que eu esteja por aqui para resolver isso por você.

— Resolver o quê?

— Você me trata como um garoto de programa idiota.

— O *quê?*

— Você me ouviu, Lee. Você acha que os homens não são capazes de se sentirem objetos? Acha que não fico magoado sendo tratado como seu acompanhante?

Por um lado, Lee está tão insultada com isso que não sabe como responder. Por outro, ela vê a expressão de mágoa no rosto de Alan, o que a faz duvidar de si mesma, suas percepções, seus motivos. É tão confuso que chega a ser quase um alívio quando ele deixa a casa, intempestivo.

Sybille Brent se mudou do Mondrian Hotel para uma "casinha" que alugou em Los Feliz. Ela diz a Stephanie que o Mondrian estava ridiculamente caro. Stephanie ficou mais tranquila. Nesse ramo, nunca se sabe quem tem dinheiro e quem está blefando, e só alguém tão abastado quanto ela, que pode pagar *qualquer quantia*, se atreveria a reclamar de um hotel caro demais. Se realmente estivesse intimidada pelo preço, ela teria reclamado do serviço inadequado ou algum outro pretexto, ou ficaria até falir.

E tem a "casinha". Escondida discretamente perto da Mountain Oak Drive, a casa branca "estilo grego" tem uma vista deslumbrante da cidade e um jardim de fundos projetado originalmente nos anos 30.

— Estou achando isso aqui um pouquinho mais aconchegante — diz Sybille.

Elas estão sentadas sob uma pérgula, olhando o jardim abaixo, onde três pessoas estão aparando folhas e passando o ancinho. A piscina fica mais abaixo, sobre uma rocha protuberante que parece estar prestes a cair.

— É linda — diz Stephanie.

— É adequada. Acredite se quiser, só tem dois quartos, mas são imensos e completamente afastados. Anderson faz o que bem entende. Acho que isso o faz parecer mais um empregado, mas ele não parece incomodado.

Stephanie não sabe se isso significa que ele é ou não um empregado, mas ela conclui que não faz muita diferença. Afinal, já que ela está na folha de pagamento, também é tecnicamente uma empregada.

— A casa foi construída por uma diretora e sua "companheira". Imagino que desde então tenha sido reformada uma dúzia de vezes, mas ainda dá a sensação de um pequeno esconderijo construído para uma mulher masculinizada, sem muita delicadeza ou bom gosto.

Definitivamente, Sybille *não* está falando de si mesma. Essa manhã ela está usando um vestido cinza-claro que realça perfeitamente os seus cabelos grisalhos e se movimenta de uma forma arrebatadora sob a brisa suave. O tecido é fluídico como a água. Ela está bebericando numa imensa xícara branca de *cappuccino*. Stephanie se pergunta se Sybille teria convocado uma reunião a essa hora da manhã para não ter de lidar com a questão inadequada do álcool. Difícil dizer e nem faz sentido pensar nisso.

O roteiro de Stephanie está pousado na mesa, diante de Sybille, e, cedo ou tarde, elas chegarão a ele. Quanto mais tempo Sybille espera para tocar no assunto, mais medo Stephanie sente. Há pequenas etiquetas cor-de-rosa espetadas para fora do roteiro, dúzias delas. Difícil saber se isso é bom ou ruim, mas impressiona o fato de que Sybille tenha lido tão atentamente.

Stephanie se dá conta de que Sybille nota que ela está olhando para o roteiro.

— Tivemos um trabalhão com o autor desse romance, sabia?

— Não sabia. Ainda bem que você me livrou dessa.

— Ele é um jovem bem autoconfiante. Acho que as críticas e a atenção lhe subiram à cabeça. Estava querendo uma soma ridícula de dinheiro. Os termos que você cedeu a ele mostram um desespero de sua parte, minha querida. Estou repetindo o que meu advogado disse. Espero que não se importe em ouvir isso.

— Está precisamente correto.

— Estávamos tentando provar algo, sobrepujando alguém? Um rival? — Sybille pega cautelosamente a xícara de café e olha a piscina, como se estivesse apenas levemente interessada na resposta.

— Muito mais constrangedor que isso. Um ex-namorado.

— Ah. — Ela pousa a xícara delicadamente e arruma o *croissant* no prato diante delas. A julgar pela aparência dela, o pequeno gesto constitui o café da manhã. — Namorado. Que inesperado.

Pelo tom, não fica claro se ela está ou não sendo irônica.

— Então, foi parcialmente um ato de vingança? — pergunta Sybille.

— Receio que sim. Ou para tentar me autoafirmar de uma forma muito cara.

— Você fala como quem está se justificando. Espero que não ache isso necessário comigo. Imaginei que estivesse óbvio que boa parte de minha motivação para estar aqui era vingança e autoafirmação. Não vejo o menor problema nisso. Fingir o contrário talvez seja, mas não faço isso. Uma vida produtiva exige algum tipo de motivação. Não vejo por que a vingança seja necessariamente uma má motivação. Contanto que não envolva armas.

— Essa é uma atitude libertadora — diz Stephanie. Ela estava adiando para experimentar seu café, por medo de estar tremendo, mas agora parece que não tem nada a temer. Ao erguer a xícara, ela nota, orgulhosa, que a mão está perfeitamente firme. — Jesus — ela exclama. — Que café maravilhoso.

— Você sabia que seria, não sabia? A questão é: eu trouxe seu autor até aqui, de avião, para se encontrar comigo. Anderson estava lá, é claro, e meus dois advogados. A ideia era intimidá-lo.

— Você está investindo muito dinheiro nisso.

— Não faço nada pela metade e, além disso, está sendo imensamente divertido para mim. Eu sempre achei meu ex-marido um tirano com seu dinheiro, exibindo poder. Agora, eu vejo como é divertido mostrar notas de dólar.

— Cedo ou tarde — diz Stephanie —, você terá que me dizer o que acha do roteiro.

— Sim, terei, não é? — Ela empurra a xícara e o *croissant* para o lado, puxa o texto e coloca óculos roxos redondos, que, como tudo relacionado à Sybille, grita estilo e dinheiro. — Como você vê, eu fiz algumas anotações. Acho que todos os personagens precisam de um pouquinho mais de desenvolvimento e precisão em suas motivações. A mãe precisa ser mais glamourosa.

— No livro, ela é uma garçonete viciada em remédio tarja preta.

— Nós já nos livramos do livro — diz Sybille. — Eu vejo a mãe mais com o tipo de Catherine Deneuve. Eu a conheci num evento beneficente, em Paris, e posso mandar o roteiro para ela. Podemos explicar a pegada numa frase. Estruturalmente, é brilhante. Acho que não precisa de nada. Nós mandamos o roteiro para Kathryn Bigelow.

— Mandaram?

— Não acredito em perda de tempo, e o dinheiro abre portas, como você sabe.

Já que Sybille pareceu motivada primordialmente pela chance de humilhar o ex-marido através do personagem do pai, Stephanie está ligeiramente hesitante em mencioná-lo. Mas precisa fazê-lo.

— O que achou do pai?

— Você fez um trabalho magnífico com ele. A única coisa a mudar é que faremos as aulas de ioga naquele estilo aeróbico, para que possamos mostrá-lo escorrendo suor. Podemos escalar alguém como Danny DeVito e cercá-lo de atores que pareçam deuses gregos. O contraste será encantador. O primeiro ato deve terminar com ele desmaiando na aula, encharcado, todo vermelho, completamente ignorado pelas beldades.

Stephanie está fazendo anotações num bloco que trouxe. De uma forma muito peculiar, as sugestões de Sybille fazem total sentido. Agora que a questão da vingança já foi elevada a um plano superior, ela se sente à vontade para dar suas próprias sugestões.

— Em vez de desmaiar, podemos fazer com que seja um pequeno ataque cardíaco.

— Gosto disso. A menos que você ache que isso despertará compaixão.

— Não se for filmado corretamente. E o namorado ridículo: acho que devemos mudar seu nome para Preston.

Sybille repensa.

— Eu ia sugerir Kenneth. Pequeno Kenneth. Mas pode ser Preston. Na verdade, acho que formamos uma equipe muito boa.

— Eu também acho — concorda Stephanie. E ela está dizendo pra valer. Não esperava que o projeto ficaria tão divertido.

Ao longo da última semana, Katherine tem tentado se convencer de que, no fim das contas, Lee não deixará Edendale, independentemente de quanto sentido possa fazer financeiramente ela assinar um contrato com a YogaHappens. Depois de passar pelas saunas e toalhas e outros supérfluos, a atmosfera corporativa do lugar é arrepiante. E, ao seu modo quieto, Lee sempre teve uma veia rebelde. Ao chegar ao trabalho segunda-feira de manhã e dizer a Katherine que quer falar com ela no escritório, Katherine fica cheia de expectativas de que ela dirá que mudou de ideia e mandou os caras da YogaHappens para aquele lugar.

— Eu queria que você fosse a primeira a saber — diz Lee.

— Certo.

— Eu assinei o contrato com a YogaHappens.

Surpreendentemente, Katherine se sente anestesiada. Provavelmente, no fundo, sabia que aconteceria exatamente isso. Ela olha para Lee e não diz nada.

— Eu sei que você não aprova...

— Não me cabe aprovar ou não, Lee. Você deixou isso claro.

— Não faça parecer tão curto e grosso.

— E não é?

— Se dependesse de mim, eu os teria expulsado no minuto em que me abordaram. Você sabe disso.

— Para ser honesta, não tenho certeza disso. E imagino que realmente não seja da minha conta, mas, se não "depende de você", depende de quem? É seu negócio. Sua vida.

— Não posso tomar decisões unilaterais, Kat. Tenho filhos. Tenho Alan.

Alan. Que piada. A ideia de que Alan tomaria uma decisão levando Lee em consideração, ou qualquer um, exceto ele mesmo, está fora de questão.

— E, por favor, não me olhe assim. Alan vai voltar para casa.

A única coisa boa que Katherine pode ver nesse pequeno aviso é que Lee o faz sem nenhuma alegria na voz. Ela apenas relata, como se fosse simplesmente um plano de negócios. Exatamente o que pode ser.

— Quando ficou decidido?

— Nós revisamos tudo, saímos para jantar, eu assinei o contrato, depois... nós decidimos.

Pela expressão de Lee e o estranho tom de justificativa em sua voz, Katherine pode ver como realmente aconteceu. *Ai, Lee,* ela tem vontade de dizer, *por favor, não faça isso*. Alan basicamente a chantageou para assinar com a promessa de voltar para casa. Katherine ouve música e olha para fora do escritório, na sala de ioga, onde Barrett está praticando com um dos estagiários. Ouvir a notícia de Lee deixa Katherine mais feliz do que nunca, pois, independentemente de quais tenham sido os erros cometidos e os que ela continua a cometer, ao menos ela não está fazendo todas as suas escolhas por causa de um homem.

— Se é isso que você quer, Lee, provavelmente é o melhor.

— Nós precisamos falar sobre você também. Já que não estaremos mais usando o estúdio, provavelmente vamos vender o prédio. Não é o melhor momento, mas Alan e eu não queremos ser locadores.

Há uma pequena voz aconselhando Katherine a dizer a Lee o que ela sabe. Afinal de contas, parece justo. Mas a última coisa de que ela precisa é complicar a própria vida. Além disso, o mensageiro sempre leva a culpa.

— Eu provavelmente também não ia querer ser — diz Katherine. — Já é bem difícil *ter* um locador.

— Conversei com um corretor imobiliário e há um prédio a cerca de duas quadras daqui, com um escritório que seria ideal para você. Eles já estão tentando alugar há um tempo, então imagino que podem negociar o valor. Fica perto do posto dos bombeiros. Não sei se isso seria estranho.

— Não tem motivo para ser. O tempo de Conor em Silver Lake terminou. Ele já está em outra parte da cidade.

— Onde?

— Não perguntei. — Ela não pode culpar Conor por sumir como fez depois de ver Phil em sua casa. Mas seria legal se ele tivesse esperado alguns dias, depois ligado para pedir que ela se explicasse. Não que isso fosse perfeito. Katherine detesta gente que ferra as coisas e depois vem cheio de desculpas, e ela nunca consegue ficar se explicando, mesmo quando sabe que está certa. Conor já foi magoado uma vez. Ele está se protegendo. Ela sabe o que significa se poupar de mais dor — mesmo que isso doa de forma infernal.

Katherine se levanta para sair, mas não quer deixar o escritório de Lee com essa sensação ruim pairando no ar. Ela vira para Lee e diz:

— Não ficarei chateada por muito tempo, eu prometo. Eu te devo tudo, Lee. Minha vida, pra falar a verdade. Então, se isso é o que você decidiu, espero que dê certo como você quer.

Ela vê o salão de ioga, onde Barrett e a estagiária se observam enquanto dão cambalhotas. Barrett está vestindo uma camisetinha de menina e com os cabelos presos, de maria-chiquinha. Katherine se pergunta se ela já soube da novidade que Alan está voltando a morar com Lee e como ela se sente sobre *isso*.

Imani está sentada na lateral da piscina observando Glenn nadar com sua sunga verde da Speedo, um calção de banho que consegue ser *sexy* e nerd ao mesmo tempo. Ela já lhe comprou diferentes tipos de calções — e sugeriu que ele simplesmente nadasse sem nada —, mas ele adotou o hábito de usar sungas Speedo, como a equipe de natação de Dartmouth, e não vai desistir dele. Isso obviamente remete aos dias de glória atlética, que o fazem nadar de forma mais agressiva. O Dartmouth College. Não poderia ser mais perfeito.

Se Imani tivesse a chance de entrar numa oficina e montar as peças de seu homem ideal, ela construiria um que, de todas as maneiras possíveis, não teria absolutamente *nada* a ver com seu marido. Por onde começar? Pela idade.

Idade: Glenn tem quarenta e três anos, o que o torna dezesseis anos mais velho que ela. Ela jamais prestou atenção à idade de seus namorados, pois eram de idade bem próxima à sua. Quando pensava sobre essas coisas, achava esquisitíssimo ver mulheres que saíam com homens muito mais velhos. Tipo, por que não pendurar um letreiro anunciando as questões mal-resolvidas com seu pai?

Altura: com um metro e noventa, Glenn é oficialmente da categoria "alto demais" segundo sua cartilha. Quase trinta centímetros mais alto que ela, sempre fica muito maior nas fotos em que estão juntos. Ela sabe que isso deveria ser *sexy* e significar masculinidade, poder e — sejamos honestas — um pau grande, mas ela sempre foi atraída por caras com menos de um metro e oitenta, os mais compactos, tipo jogadores de futebol, as bundinhas redondas perfeitas. É mais conveniente assim — você pode beijar sem ter que pedir para ele abaixar. E a proporção de seus corpos tem um melhor funcionamento estético, quase sempre são mais do tipo ideal grego.

Peso: Glenn é magro. Ela não gosta de rechonchudos, mas os caras que devoram tudo que querem sem ganhar um grama podem ser irritantes e sem consideração, além de fazê-la parecer gorda. Há uma razão para que Von Sternberg tenha cercado Dietrich com atrizes robustas em *O anjo azul*.

Profissão: Deus sabe que Imani nunca quis se casar com um ator. Ela já namorou sua cota dessa raça. Se não forem tão bem-sucedidos quanto você, é uma situação amaldiçoada, e se eles tiverem mais sucesso, não pode confiar neles, o que é igualmente ruim, apenas de forma diferente. Mas um cirurgião pediatra? Ela geralmente preferia sair com homens que não achava *tão* inteligentes quanto ela. Nesse caso, é sempre melhor estar em vantagem.

Cor: Digamos apenas que, embora ela ache os homens negros, de maneira geral, insensíveis e avessos a compromissos, ela tem que admitir que sempre se derreteu sob o olhar intenso desses olhos escuros. Toda aquela sensualidade direta e fogosa. E, mais que isso, apenas uma sensação imediata de ligação e uma experiência maior compartilhada, por mais diferentes que fossem seus passados. Não é exatamente o que ela sente com um branco anglo-saxônico de Columbus, Ohio.

Mais? Ah, e que tal o fato de o cara não assistir à televisão, sem contar alguns eventos esportivos de final de campeonato? Ou que ele adora (ela não gosta nem de falar o nome) do Jimmy Buffett?

Mas para que continuar? A verdade é que nada do relacionamento deles faz sentido, no entanto, tudo dá certo. Ela simplesmente *adora* o cara e ser casada com ele a faz sentir que sua vida está correta, em todos os níveis. Talvez pela primeira vez.

Ele nada até a lateral da piscina e começa a subir e descer, depois emerge, devagarinho, até seu corpo altíssimo, magrinho e maravilhoso surgir atrás de sua cadeira, pingando nos ladrilhos de cerâmica que cercam a piscina.

— Não chegue muito perto — ela diz.

Ele responde a isso esticando os braços, segurando seus seios e beijando-a no alto da cabeça.

— Perto demais? — ele pergunta.

— Não... — ela responde. — Bom demais.

— Você que é boa. — Ele corre as mãos subindo pelos braços dela. — Olhe só esse músculo.

— *Chataranga, baby* — ela diz.

— Talvez eu deva acompanhá-la.

— Isso daria *muito* certo — ela retruca. — Com a sua agenda. De qualquer forma, você provavelmente se daria muito bem e conseguiria fazer tudo que eu tive dificuldade, e eu acabaria ficando sentida por isso. Além disso, você precisaria de um colchonete extragrande.

— Você não pode dividir o seu? — Ele se abaixa e cochicha no ouvido dela algo sobre a noite anterior.

Ela suspira e diz:

— Eu concordo, foi mesmo.

Ela não entendeu direito o que ele disse, mas o tom foi inconfundível, e a noite anterior *foi* maravilhosa. E isso é outra coisa que a surpreende. Eles estão casados há quase quatro anos e, embora isso não possa ser comparado aos 35 anos de casados dos pais dela, em relação aos seus relacionamentos anteriores, é um tempo e tanto. E ela ainda fica estarrecida pela forma como a paixão deles pode passar por momentos tediosos, por exemplo, o fim de um filme comprido demais, depois emergir tão fogosa e ávida, como se fosse a primeira vez que fazem amor e estivessem descobrindo o corpo um do outro, tudo outra vez. Isso quase a faz pensar que a longa pausa que tiveram, depois de seu aborto espontâneo teve seu propósito. É difícil imaginar que pode ficar melhor do que foi na noite passada, mas mesmo que esfrie um pouco, não faz mal. Há o amor e o carinho que ela sente por ele, que os preservará e manterá até que a paixão volte.

Talvez ela *deva* levá-lo à ioga. As aulas são divertidas, mas o verdadeiro prazer é se sentir aberto de forma interna, algo quase tão viciante quanto a sensação de flexibilidade. Todas aquelas posições de "aberturas peitorais", que soavam uma baboseira quando ela começou, agora estão valendo a pena.

— Como vai o roteiro? — ele pergunta.

Ela sabe que ele leu o roteiro, numa noite, na semana anterior, quando estava em cima da mesa de jantar. Ele é um leitor ávido e, mesmo tendo zero de interesse por cultura pop e filmes, em geral ele é um incrível leitor de roteiros. Ele tem intuição para problemas estruturais e o tom do diálogo, algo que nunca deixa de surpreendê-la. Mas ele não dá sua opinião sem primeiro perguntar a dela. Não concordaria com ela só por concordar, mas ficaria quieto, em vez de contradizê-la.

— É bem melhor do que eu esperava — ela responde. — Achei que seria um roteiro desses filmes indies chatos, com personagens demais e nenhuma tensão. Mas as cenas realmente comovem. E é engraçado. Por alguma razão, eu não imaginava que a mulher que escreveu tivesse um senso de humor tão bom.

— Aquela da ioga?

— A própria. Então, certo, sua vez. Eu sei que você leu.

— Prendeu meu interesse — ele diz. — E me fez rir. Todos os personagens parecem estar mentindo quase o tempo todo, o que eu acredito que deva ser muito engraçado para um ator.

Como é que ele sabe disso? Ela ficaria surpresa se descobrisse que ele um dia contou uma mentira na vida, e ela sabe que ele nunca atuou.

— Você deveria ter sido diretor — diz Imani.

— É responsabilidade demais — ele retruca. — Prefiro fazer cirurgias cardíacas em criancinhas.

— Não estou completamente conquistada pelo papel; atriz negra interpretando uma cantora de boate com passado turbulento. Parece meio estereótipo, não acha?

Glenn passa uma toalha ao redor dos ombros, senta na ponta da espreguiçadeira de Imani e começa a massagear a sola do pé dela.

— Imaginei que você fosse interpretar a namorada.

— Não foi isso que ela disse.

— Tenho certeza de que ela pode ser convencida disso.

Quando Becky Antrim aparece para o encontro da ioga, ela senta de frente para Glenn e começa a provocá-lo por conta do calção de banho. Becky dá uma secada descarada em Glenn, mas Imani sabe que é por não achá-lo nem um pingo atraente. Não tem o menor perigo, e ela faz isso para lisonjear Imani quanto à sua escolha de homem, mais do que para agradar Glenn. Becky gosta dos tipos óbvios — os *bad boys* que têm "destroço corações" escrito na testa. Um dia desses, Imani vai sentar e ter uma longa conversa com ela. Depois de uma aula, quando Becky estiver relaxada e talvez ligeiramente vulnerável. Glenn tem um ex-colega de quarto da faculdade que foi deixado pela esposa um ano atrás, e Imani acha que ele seria perfeito para Becky. Tem trinta e dois anos, é baixo, negro, bonito, mas não excessivamente; toca sax incrivelmente bem; e está tentando formar um quarteto de *jazz*. Para completar, é fanático por ioga. Basicamente, ele é o cara que Imani teria feito para si mesma, num laboratório, quando não sabia de nada.

— Para onde vão hoje, garotas? — pergunta Glenn.

— Sua esposa vai me levar para Silver Lake — responde Becky. — Ela me mostrará uma aula de ioga que tem mantido em segredo. Depois de tudo que fiz por ela. Você deveria vir, Glenn. Está cheio de belas garotas, de roupa apertada, erguendo a bunda pro ar.

— Só tenho olhos para uma — ele diz.

— Estou lisonjeada — diz Becky —, mas não na frente da sua esposa, por favor.

Lee sabe que cedo ou tarde terá de ligar para a mãe e dar a notícia que Alan está voltando para casa e que as coisas parecem ter se assentado. Por algum motivo, ela tem resistido a fazer isso, porém, pelo fato de a casa estar calma — as crianças estão na casa de um amigo, e Alan está no estúdio, se preparando para tocar o harmônio em sua turma da tarde —, ela resolve ligar.

Bob atende ao telefone. Seu padrasto é um daqueles caras barulhentos, que está sempre limpando a garganta. Talvez ele tenha problemas crônicos de sinusite ou algo do tipo — para complementar o problema crônico de beber "socialmente" —, mas Lee sempre tem a impressão de que ele gosta de pontuar a fala com interrupções irritantes, para que você seja obrigado a esperar para ouvir o que ele realmente quer dizer.

— Hummmm, Lee. É bom ouvir sua voz. Sua... humm hummm... mãe me disse que você está se divorciando.

Ellen se casou com Bob depois que Lee foi para a faculdade, então, eles nunca tiveram um relacionamento próximo. Ele parece estar interessado em sua vida somente para julgar. Nunca entende as coisas direito, e ela acha que ele nem se lembraria muito bem caso conseguisse entender alguma coisa.

— Não, Bob. Alan só precisava de um tempo sozinho para trabalhar.

— Bem, acho que todos nós precisamos disso, contanto que isso seja o que... humm humm... ele *realmente* estivesse fazendo.

— Sim, Bob, era isso que ele estava fazendo.

— Fico feliz, então, querida — ele diz, com uma voz bem meiga, aquela que usa para brindar nas festas e que ela ouve (raramente) quando ele fica sentimental e choramingoso. Depois, ele limpa a garganta e acrescenta: — Continue acreditando nisso.

— A Ellen está por aí?

— Vou chamá-la para você. Venha... humm hummm... nos visitar, Lee. Precisamos de uma ajuda com essa baboseira beneficente da sua... humm humm... mãe.

Bob chama a mãe de Lee com uma voz alta e rude. Embora Ellen sempre tente retratá-lo como um homem gentil, ele geralmente parece abertamente hostil com ela.

— É sua filha. Eu disse que é a *Lee*! É a *Lee*, pelo amor de Deus. Como é que vou saber? Algo sobre o marido.

— Lee, meu bem? Você está bem?

— Sim, mãe. Está tudo bem. Eu só liguei para dizer oi. Como vai indo?

— Ah, querida, eu sei que você provavelmente não vai acreditar, mas estou indo muito, muito bem. Começamos a trabalhar na casa e estamos a pleno vapor. Eu fiz uma limpezinha, comprei uns lençóis novos e tudo. Estamos transformando a antiga área de recreação, no porão, num dormitório, para acomodações. Não parece divertido? Fazia anos que eu não ia lá embaixo, com aquele cheiro e tudo, mas é aconchegante. Temos uma tonelada de colchões no chão que compramos de um hotel que fechou.

— Certo.

— Não fale assim, Lee. Trouxemos um cara para cuidar do mofo, na semana passada, e ele passou algumas horas arrumando as paredes e a infiltração. E eu também fiz o Bob borrifar desinfetante nos colchões. Quanto mais gente conseguirmos para lotar lá embaixo, mais dinheiro teremos para reformar as suítes lá de cima. E Laurence e seu "amigo" lixaram e sintecaram o chão do celeiro. Está tão bonito e profissional, querida. Você ficaria tão orgulhosa de mim. Isso aqui está se transformando num verdadeiro refúgio espiritual.

— Fico feliz que você esteja levando isso adiante, mãe. — Lee está tendo uma sensação ruim com toda essa conversa. A voz da mãe tem aquele tom de mágoa e raiva que sempre sinaliza problemas.

— Eu sei que não está, mas isso é uma boa distraçãozinha para mim. Tente não se sentir ameaçada por isso, meu bem. Só estou fazendo isso para guardar dinheiro para os gêmeos. É tudo por vocês.

— Eu sei, mãe.

— Laurence e Corey — sei lá o nome — já fizeram alguns *workshops* no celeiro.

Pelo que ela sabia, o celeiro não tinha isolamento, nem calefação.

— Que ótimo, mãe. Que tipo de *workshops*?

— Eu não o interroguei, querida. Ele fica muito aborrecido se eu o pressiono demais. Tenho certeza que eles são maravilhosos. Ele arranjou uma *multidão* em ambas as vezes.

— Você não foi?

— Não, era só para homens. De qualquer forma, Bob e eu vamos para a cama às onze e ficou muito tarde para nós. Mas chega do meu pequeno triunfo. Conte-me de você. Você está bem? Você sabe o quanto me preocupo com você.

— Estou bem, mãe. Agora as coisas estão bem melhores.

— Eu sabia que ficariam, querida. Eu te amo tanto, você não faz ideia. E tenho *fé* em você. Realmente tenho.

— Eu sei, mãe.

— Eu sei que não sabe, mas tudo bem. Eu disse ao Bob que, no fim das contas, você ficaria melhor sem o Alan. Ele não é bom o bastante para você. Nunca foi e ninguém nunca soube o que você viu nele, além da aparência.

— Mãe, acho que você deve saber que...

— Não fique na *defensiva*. Só quero dizer que todos nós sabíamos que você passou por dificuldades tempos atrás — eu me preocupei tanto —, então você se casou. Sua irmã chorou durante horas quando soube que você ia se casar com ele. "Ele é um fracassado!", ela gritava. Mas ela superou. Ninguém nunca a subestimou. Você não poderia esperar que sua irmã fosse ao casamento naquele estado.

— Mãe! Eu liguei para dizer que o Alan está voltando para casa.

Há um longo silêncio do outro lado da linha, e Lee ouve a mãe relatando a Bob.

— Ele *o quê*? — Bob grita. — Bem, e *eu* com isso?

Finalmente, a mãe parece recuperar a voz.

— Você sabe que eu a apoiarei, independente de qualquer coisa. E se você disser aos outros que fez isso pelas crianças, vão admirá-la. Foi assim que expliquei o Bob às pessoas.

Katherine destranca o cadeado da bicicleta, que estava presa no corrimão do caminho na frente de casa, e a empurra até a rua. É uma tarde preguiçosa de domingo. Enquanto planejava sair e fazer um pouco de exercício, comprar umas rosquinhas, tomar um café e fazer qualquer coisa para sair de casa, ela passou a maior parte do dia no quartinho onde mantém a máquina de costura e os tecidos, trabalhando num vestido que está fazendo para Lee. É uma das peças de roupa mais complicadas que ela já tentou desenhar, ainda mais costurar, e quanto mais trabalha nele, mais empolgada ela fica. É todo preto, branco e prateado, baseado num vestido de noite de William Tempest que ela adorou no minuto em que o viu na *Vogue*. A peça utiliza todos macetes que ela conhece e outros novos que nunca tentou e, a menos que ela estrague tudo no último minuto, pode ficar incrível. Um corpete estruturado. Quem poderia imaginar que ela seria capaz de costurar isso?

Ela desenvolveu pelo vestido um tipo de amor que beira a esquisitice, quase como se fosse um bicho de estimação. Será realmente duro se desfazer dele.

Por outro lado, seu amor pela peça está ligado ao sentimento por Lee. Enquanto costura, ela visualiza Lee dentro dele, e sabe que *jamais* teria a paciência para arriscar todos esses truques de costura se estivesse fazendo para si mesma. Ela imagina o vestido como uma proposta de paz a Lee, ou talvez um presente de boa sorte e despedida.

Está uma tarde quente, e as ruas têm aquela sensação desértica de feriado. Ela adora pedalar a essa hora do domingo, quando está tudo parado e agradável, e sente como se tivesse o bairro todo para si. Com a sensação do ar em seu rosto e a brisa nos cabelos, ela pode fingir que não tem arrependimentos.

Está adorável ao ar livre e, por um minuto, ela fica tentada a matar a aula de ioga e pedalar, pedalar, talvez até o Grifith Park. Mas Lee disse que faria um anúncio na aula de hoje e, embora ela não tenha especificado o que seria, é bem óbvio que será sobre o fechamento do estúdio. Katherine esteve no estúdio ao longo de suas grandes mudanças, melhorias e triunfos, e imagina que também tem que estar presente para isso. Tudo é um ciclo.

Ela tem se esforçado muito para dizer a si mesma que, *independente de qualquer coisa*, essa é uma boa estratégia para Lee. Mais dinheiro, mais prestígio, mais oportunidade de ensinar sem se preocupar com o negócio. Mas ela não consegue superar a sensação de que, apesar de tudo isso, Lee não teria aceitado se não fosse para agradar Alan e tê-lo de volta. E tudo bem — não é da conta de Katherine —, mas será que Lee ia querer Alan de volta se soubesse da história toda?

Durante semanas, Katherine tem relutado com isso — como uma boa amiga, será que ela não deveria contar a Lee o que sabe? Mas ela sempre volta à resolução de simplesmente se concentrar em si mesma e deixar que o casamento de Lee e Alan siga seu curso.

Ela segue pedalando de volta ao estúdio e prende a bicicleta na cerca, perto da janela do escritório. Alan aparece na porta, vestindo uma calça de ioga, cinza e cara, e uma camiseta regata. Ela se pergunta como alguém com um corpo tão bonito, cabelos lindos e essas feições bem talhadas não tenha *nenhum* atrativo físico para ela? Apesar de todos os problemas que já causou a si mesma e a outras pessoas, Katherine jamais sentiu sequer uma pontinha de atração por homens casados ou comprometidos. Bem, sem contar aquele cara infame por quem ficou apaixonada durante seis meses. Mas ela não *sabia* que ele era casado e o dispensou assim que descobriu.

— Lindo dia — ele comenta. — Está vindo para a aula?

— Esse é o plano — responde Katherine.

— Lee vai gostar disso — ele diz. — Ela está meio emotiva com o aviso e tudo mais. Eu vou tocar ao vivo.

Katherine não diz nada diante disso. Há uma certa aspereza na voz de Alan que a faz sentir como se a estivesse cutucando, tentando fazê-la dizer algo para que ele faça um comentário. Ela não vai cair nessa, obrigada.

— Ela me disse que você não está muito empolgada com nossa decisão.

Katherine dá de ombros.

— Não é da minha conta, Alan.

— Bem, me parece que você já se meteu no nosso negócio antes. Eu não descartei a possibilidade de pedir ao meu advogado uma auditoria minuciosa na contabilidade, sabe.

— Eu gostaria que você fizesse isso — diz Katherine. — E se tranquilizasse de uma vez por todas.

— Eu já teria feito, mas não é barato.

— Pelo que ouvi, a Lee vai ganhar o suficiente para cobrir muitas despesas extras.

— A *Lee* não é a única pessoa que ganha dinheiro nessa família, Katherine. — Ele se inclina em direção a ela e seus cabelos compridos caem de trás da orelha. Os cabelos, a roupa cara e outros pequenos toques de vaidade realmente não combinam com raiva e mesquinhez. — Então, não fale besteiras. Lamento que você vá perder seu espaço de massagem, mas tenho certeza de que encontrará outro. Principalmente se não descobrirem o que você *realmente* é paga para fazer lá dentro.

Logo que Katherine abriu sua sala em Edendale, ela costumava trocar o aluguel por massagens em Lee e Alan. Foi sugestão de Lee e, mesmo sendo contra, Alan usava seus serviços mais do que ela. Embora seja algo que ela se esforce para esquecer, ela teve de se esquivar das investidas de Alan, nu, mais de uma vez. Ela finalmente pegou um empréstimo para pagar o aluguel e se recusava a agendá-lo. Todos os pedidos de "alívio" feitos por clientes homens é algo tão comum — tipo "Ah, coitado de mim. Olhe esse problema que tenho. Me ajude!" — que ela chega a ficar entediada e, a essa altura, já sabe lidar com isso, fazendo uma piada e revertendo a situação com bom humor. Mas especialmente irritante era Alan agindo como se ela lhe devesse isso, como parte do negócio.

— Eu não sou paga para fazer isso — ela diz. — Você não sabia? Eu faço de graça. A menos que a ideia de tocar o cara me dê vontade de vomitar.

— Sabe qual é seu problema? — ele pergunta. — Acho que você nem gosta de homem. Você deveria simplesmente se assumir e acabar com isso. Você é apaixonada pela Lee.

— Bem — ela diz, jogando a mochila no ombro —, pelo menos um de nós é.

Alan entra no estúdio batendo os pés e volta como um raio, parecendo a criança petulante que é.

— E não deixe sua bicicleta aqui. Atravanca o pátio e o pessoal da YogaHappens pode passar aqui essa tarde. Eu não quero que esteja uma zona aqui atrás.

Ela poderia simplesmente deixar a bicicleta onde está e ele ficaria de boca fechada, temendo que ela fosse falar com a Lee. Mas o negócio é que, quando se adquire o hábito de não dever nada a ninguém, você fica viciado nisso. Ela desprende a bicicleta, senta de lado no banco, e desce até a calçada. Prende a uma das placas da rua — *fora da vista do estúdio, está bom, Alan?* — e passa a corrente nas duas rodas. Ela dá uns tapinhas no banco e diz:

— Agora seja uma boa garota e não *vá* a lugar algum. Eu já volto.

Lee fica tão agitada depois do telefonema para a mãe que chega dez minutos atrasada a Edendale. Ela vê que há uma aglomeração na sala de ioga e dá pra ouvir Alan tocando, aquecendo o pessoal. Ele alega não gostar do harmônio — é perfeito para as aulas, entretanto, nada versátil —, mas até que pegou bem rápido e, quando começa a tocar, parece entrar em transe. Ouvindo o som comovente e repetitivo do instrumento, os alunos também parecem ficar introspectivos.

Escutar a beleza de sua música é algo tranquilizador para Lee. Ela não finge que Alan é perfeito — não mais que ela própria —, mas sua mãe realmente devia lhe dar o crédito que lhe é devido, claramente em termos de talento musical.

— Lee — diz Tina, de trás do balcão de produtos. — Eu sei que você está entrando em aula, mas poderia vir aqui um minuto?

Brian Ereto está em pé, ao lado do balcão. Lee pode jurar (ela espera estar errada) que ele está paquerando Tina. *Ora, por favor, Tina*, ela tem vontade de falar, *não caia na desse cara*. Ele tem aquele ar de exibicionista e deve ser uns vinte anos mais velho que Tina.

— Oi, Lee — ele cumprimenta. — Você tem uma boa galera hoje. Acho que ficará feliz.

— Os domingos são imprevisíveis — ela diz —, mas é o que parece. Fico feliz de vê-lo aqui.

— Estou tentando vir três vezes por semana — ele conta. — Isso me faz entrar em contato com meu lado espiritual. Principalmente com a música. Ela realmente me abre.

Tomara que não muito, ela tem vontade de dizer.

— Que ótimo. O que você quer falar, Tina?

— Brian tem uma questão sobre a mercadoria e... talvez você mesma possa explicar.

Seria bem mais fácil contar o número de pessoas que *não* têm uma questão sobre a mercadoria. Se Tina tivesse chiclete e chocolate em estoque, talvez fosse mais simples.

— Não é nada de mais — ele diz. — Mas é que você não está vendendo nenhum produto masculino aqui, Lee. As roupas, os aparelhos Kegel, os anéis para dedos dos pés, as bolsas. Tudo para mulheres.

Lee detesta esse tipo de discussão. Será que ele realmente se sente excluído ou só está tentando arranjar confusão? O engraçado é que mesmo pensando que esse negócio irritante com a mercadoria esteja prestes a acabar quando ela fechar o estúdio, Lee é subitamente tomada por uma melancolia.

— Há algo em especial que você queira?

— Bem, se você vai estocar roupa íntima feminina, acho que também precisa estocar suportes atléticos.

— Entendo.

— Do contrário, parece sexista, e já é bem duro para nós, homens, sermos em número tão menor que as mulheres nas turmas.

Ai, ai. O que falar para esse tipo? É óbvio que um dos motivos para que ele frequente as aulas seja ficar cercado de mulheres. Será que ele acha que não está recebendo atenção suficiente? *Eu sei de uns workshops em Connecticut que talvez lhe interessem,* ela fica tentada a dizer. *Tenho a sensação de que você teria muita atenção por lá. E provavelmente nem precisaria vestir nadinha.*

— Em muitos lugares, ainda há um estigma quanto a homens que fazem aulas de ioga — ele prossegue. — Exige muito peito, Lee, para que os homens venham às aulas. Você tem que estar seguro da sua masculinidade.

— Ai, Deus — diz Tina. — Eu realmente não tive a intenção de ofender ninguém, eu juro. Mas, honestamente, Brian, ninguém aqui questiona a sua masculinidade.

É dureza questionar quando constantemente se tem a prova dela. Lee fica tentada a dizer a Brian que se ele de fato usasse roupa íntima, de qualquer tipo, ela ficaria feliz em comprá-la para ele.

— A questão é que — diz Lee — eu darei um aviso hoje, na aula, portanto, você descobrirá de qualquer forma. Receio que haverá grandes mudanças aqui no mês que vem. Acho que você não deve fazer pedidos antecipados... bem, de nada, Tina.

O belo rosto de Tina se contrai.

— Você vai fechar o estúdio?

— Receio que sim, Tina. Eu planejava lhe dizer antes de dar o aviso na aula, mas cheguei um pouquinho atrasada...

Mas Tina já está começando a chorar, então, não faz sentido continuar. Brian agarra a oportunidade e a pega nos braços, num grande abraço. Afaga seus cabelos, dizendo que ficará tudo bem e, ao mesmo tempo, fulmina Lee com o olhar.

É decididamente hora de começar a aula.

Já na metade da aula, Katherine começa a se sentir hipnotizada pelo som do órgão portátil de Alan e seu cântico de acompanhamento improvisado. Dada a forma como se sente em relação a Alan, ela conseguir se perder em sua música é realmente uma prova do talento dele. Conforme seus dedos deslizam pela teclas, as notas penetram na pele de um jeito, e os acordes do instrumento tirados da mão esquerda facilitam ainda mais o mergulho nas instruções de respiração que Lee está dando. Na verdade, os dois parecem mais em sintonia do que ela está acostumada a ver. É improvável que eles tenham ensaiado antes; simplesmente engrenam naturalmente. Talvez isso seja um prenúncio de como é o casamento. Nunca se sabe o que acontece por trás das portas, e se a sincronia das aulas for uma indicação da química particular dos dois, ela só pode ficar feliz por Lee.

Homens traem. (Apesar de ela não pode dizer que tem uma ficha perfeita quanto à fidelidade.) Alguém narcisista como Alan provavelmente é capaz de fazer isso sem sentir nada pela pessoa com quem está traindo. Ela vai voltar para casa, e a pobre Barrett terá que cuidar de seus próprios ferimentos. É melhor deixar algumas coisas ocultas. Se maridos e esposas confessassem todas as suas indiscrições uns aos outros, o índice de divórcio seria ainda mais alto.

E quando ela olha para a turma, é como se todos estivessem em fluxo, dançando, ouvindo as palavras de Lee e a música de Alan, deixando seus corpos reagirem. Os movimentos profundos, as longas esticadas, a bela flutuação silenciosa, os arqueamentos e a mágica de trinta pessoas respirando simultaneamente geram uma sensação de conexão e comunidade que vai muito além de qualquer coisa que possa ser desconstruída.

Será triste perder isso. Há lugares de sobra para praticar, mas essa sensação de comunidade será muito difícil de encontrar. Graciela e Stephanie estão na aula e Imani finalmente regressou, com Becky Antrim. Houve um murmúrio inicial e o susto do reconhecimento, mas depois todos se acalmaram.

No fim da aula, Lee lentamente os traz de volta de uma *savasana* meditativa e os põe sentados, com as mãos nos joelhos. Katherine sabe o que vem pela frente e sente um pouquinho de ansiedade por dentro. Isso vai tornar as coisas bem reais. Não tem volta.

— Como vocês sabem — diz Lee —, nós passamos muito tempo na aula falando sobre abrir mão, liberar. Abrir mão da tensão, abrir mão das expectativas, abrir mão do medo. Mas a verdade é que vocês não podem avançar em sua prática se não abrirem mão do medo de cair ou de virar de cabeça para baixo, seu medo de parecer tolo ou de fracassar. Ou até de soltar um pum! Se pensarem na primeira vez em que se apoiaram de ponta-cabeça, poderão lembrar que arriscaram a sorte para finalmente sentirem seus pés deixando o chão e perceberem que ainda estavam de pé. Só que não era da maneira habitual. Mas, como sabem, as posturas físicas são apenas um veículo para alcançar as mudanças mais profundas em outros locais de suas vidas. Então, eu cheguei a um momento de minha vida no qual, para seguir em frente, vejo que terei de abrir mão de algo que amo. Especificamente, esse estúdio. Alan e eu temos uma oportunidade de praticarmos nosso ensinamento e nossa música num ambiente diferente e, para fazermos isso, temos que fechar o estúdio em duas semanas.

Katherine não tinha ideia do que esperar, mas ela não estava preparada para o silêncio. Ela faz contato visual com Lee e dá de ombros.

— Alguém tem alguma pergunta? — pergunta Lee. Uma mão se ergue. — Carol?

— Eu perdi uns óculos de sol vermelhos aqui, na semana passada, e estava pensando se alguém os encontrou.

— Como são? — pergunta uma mulher de cabelos escuros, que frequentemente cochila durante a *savasana*.

— De plástico vermelho barato. Eu comprei na farmácia, mas gosto deles.

— Vamos procurar nos achados e perdidos — diz Lee. — Mais alguma pergunta?

— Talvez eu tenha uma ou duas aulas restantes em minha cartela de dez — diz Roger. — O que devo fazer?

— Lidaremos com isso individualmente — responde Lee. Disseram a Katherine que Alan já tem um planejamento para isso. — Mais alguma coisa? Sharon?

— Imagino que vocês farão uma liquidação dos colchonetes e do restante das coisas. Alguma ideia do valor?

— Você deve falar sobre isso com a Tina semana que vem. Nós tentaremos calcular algo.

As pessoas já estão enrolando seus colchonetes e Katherine vê, pela expressão no rosto de Lee, que ela está se sentindo meio tola por ter dado tanto valor ao aviso. Ela vê alguns rostos tristes, então, Andrea, uma mulher que já frequenta regularmente, há anos, ergue a mão.

— Andrea?

Ela olha para Lee por um instante, e toda a atividade ao redor da sala cessa. Todos os alunos viram na direção dela. Ela parece meio perdida e confusa.

— Você quer perguntar algo, Andrea?

— O que... o que devemos fazer?

— Como assim?

— O que devemos fazer sem você? — ela pergunta.

É quando Tina começa a chorar ruidosamente e corre para Brian, para se consolar.

Depois da aula, Stephanie, Graciela, Imani e Becky decidem ir ao Café Crème, do outro lado da rua, e convidam Katherine. Ela percebe que Lee quer que ela fique para conversar, para ajudá-la a processar o que aconteceu no fim da aula, mas, no momento, Katherine sente uma aliança mais forte com as outras amigas. É como se todas elas tivessem sido abandonadas por Lee e precisassem ficar juntas. Além disso, Katherine é uma grande fã de Becky Antrim há anos. Ela não vai dispensar a oportunidade de sentar e tomar um café com ela.

O tempo ainda está lindo enquanto elas caminham, e ela percebe as pessoas pararem e virarem, apontando, pegando os celulares para fotografar Becky. Como deve ser ter tanta visibilidade e estar sob um microscópio? Mais precisamente, por que alguém gostaria de ficar nessa posição? Becky parece ter feito as pazes com a situação. Ela anda com um misto de desprezo e insolência inacessível que só chama ainda mais atenção.

No Crème, elas pedem suas bebidas e sentam numa mesa na calçada.

— Alguma coisa me dizia — fala Stephanie — que Lee não iria até o fim com isso. Há quanto tempo sabia, Kat?

— Ela me disse alguns dias atrás. Já assinou o contrato.

— Ainda estou impressionada em ver o quanto ela é boa — diz Becky. — Nessa cidade, sou a maior *vagaba* da ioga, então, se estou dizendo que ela é boa, vocês podem acreditar que ela é *boa*.

— Ainda não vejo por que ela não pode dar aulas aqui também — diz Graciela.

— A YogaHappens só a aceita com contrato exclusivo — explica Katherine. — Ela vale mais para eles dessa forma. E eles estão oferecendo um contrato a Alan para tocar ao vivo nas aulas.

— Ele é bonitinho — comenta Imani.

Katherine resolve segurar a língua.

— Sabe — diz Stephanie —, eu achava que você estaria ferrado depois de assinar um contrato. Mas tudo que precisa é de um bom advogado. A mulher que está produzindo nosso filme tem advogados que parecem ser capazes de fazer qualquer coisa. Romper qualquer contrato.

Becky está bebericando uma xícara imensa de café, à qual Katherine notou que ela acrescentou uma dose dupla de expresso. Esses astros de cinema viciados em combustível... Ela deixa cair um pouco de café na camiseta e pressiona com o guardanapo. É engraçado como alguém pode ter tanto glamour e fama e, ao mesmo tempo, ser completamente casual e sem afetação.

— Uma amiga minha — conta Becky — tinha um pequeno estúdio em Santa Monica. Muitos seguidores, aulas abarrotadas. Alan Cumming me levou lá, anos atrás. Enfim, a YogaHappens ofereceu-lhe um contrato gordo, forçando-a a fechar o estúdio; então, alguns meses depois, eles alegaram que ela infringiu os termos do contrato com o qual concordara, por conta de algo ridiculamente sem importância que disse em aula, provavelmente sobre as porras das garrafas d'água. Ela precisou renegociar o contrato e acabou com metade da oferta original. Eles começaram em Denver e fizeram isso por toda parte. Acho que ainda não estão sabendo por aqui.

— Que canalhice! — diz Stephanie. — Era de se imaginar.

— Ela conheceu os proprietários? Zhannette, com "Zh", e Frank, com "a", presume-se. Ouvi dizer que são uns esquisitos.

Embora Lee nunca tenha mencionado um valor exato para Katherine, ela sabe que é absurdamente alto. E, além disso, tem o contrato com Alan. Portanto, faz sentido que algo pareça bom demais pra ser verdade seja, de fato, uma armação. Uma armadilha na qual Alan a fez cair. Na verdade, fez chantagem.

Ela sente uma nova onda de raiva, dessa vez não por Alan, nem pela YogaHappens, nem por ninguém, mas por si mesma. Ela deveria ter contado a Lee o que sabia há muito tempo. Ela termina sua bebida e levanta da mesa. Não vai cometer esse erro novamente. Pode ao menos passar o que acabou de ouvir.

— Preciso voltar ao estúdio — ela avisa e sai apressadamente. Ela tenta não correr para o estúdio, mas não consegue evitar uns passos malucos, como se estivesse em marcha acelerada, quase trotando.

Lee ainda está lá, no salão de ioga, arrumando e conversando com Alan. Ela preferia que Lee estivesse sozinha. Ela empurra as portas de vidro, abrindo-as.

— Você saiu correndo — diz Lee. — Eu queria te perguntar como achou que as coisas correram.

— Foi tudo bem. Quer dizer, muita gente ficou chocada, mas o que se pode fazer... Olha, Lee, eu acabei de ter uma conversa com Graciela e Stephanie e... Bem, Becky Antrim disse algo sobre a Yoga-Happens... Posso falar com você um minuto?

— É claro.

Alan se vira da parede onde estava empilhando os blocos.

— Você pode falar com nós dois — ele diz. — Estamos nisso juntos, algo que você vive esquecendo.

Mais tarde, quando Katherine voltar a pensar sobre isso, ela perceberá que provavelmente pareceu meio maluca mesmo. Sua abordagem foi apressada demais, talvez meio histérica. Os donos doidos, as práticas profissionais desonestas. O fato de Stephanie estar trabalhando com alguém que tem advogados capazes de tirá-lo de um contrato com Satã, se for preciso. Ela não apresentou um caso forte com a informação que tinha. Portanto, olhando para trás, não surpreende que Alan a acusasse de inventar tudo, de uma tentativa desesperada para fazê-los manter o estúdio aberto por motivos egoístas.

Ele coloca a mão no ombro de Lee.

— Você realmente achou que a gente acreditaria em você?

Lee não diz nada. Nem precisa. O olhar que ela lança a Katherine diz tudo. Ela se sente mal por Katherine. Mal por ela ter que chegar a esse extremo para tentar mudar seus planos. Katherine compreende no mesmo instante. Lee e Alan formam um time novamente e, se Alan entra de capitão, Lee tem que jogar junto. Casais. Isso acontece o tempo todo, e se ela um dia estivesse nessa posição, de fato num relacionamento sólido, provavelmente se comportaria do mesmo jeito.

Ela deixa a sala de ioga e vai para fora. Você simplesmente aprende a aceitar as coisas que não pode modificar, mesmo que nunca aprenda a amá-las. Ela vai dar uma longa pedalada para se livrar de tudo isso. Depois vai para casa contente, terminar o vestido para Lee.

Ela segue caminhando pela rua e, quando finalmente está na metade do caminho até a placa onde amarrara a bicicleta, percebe que ela desapareceu.

Sentada no Café Crème, com um chá gelado, Graciela começa a se sentir oprimida pela companhia. Ela está decepcionada consigo mesma por se sentir assim. Afinal, ela agora é oficialmente alguém com credenciais em seu ramo, uma pessoa cujo talento foi reconhecido. Superou centenas de dançarinas e conseguiu entrar na filmagem de um grande clipe. Foi escolhida pela própria Beyoncé. Quando a grande dama (exatamente como Graciela a vê) a encontrou pela primeira vez para o ensaio, ela olhou para Graciela bem de perto, sacudiu a cabeça e disse:

— Talvez eu tenha cometido um erro. — Graciela sentiu um aperto na barriga, mas Beyoncé riu e disse: — Relaxe. Você simplesmente é tão *deslumbrante* que será difícil dançar ao seu lado.

Graciela não sabe se foi um comentário calculado, mas isso a fez sentir mais confiante, mais igual, de alguma maneira. Fez com que ela dançasse melhor, tudo na tentativa de fazer jus à confiança que todos tinham nela.

Desde então, Graciela tem ouvido boatos — pequenos sussurros do coreógrafo — de que ela está sendo cotada para se tornar uma das dançarinas da próxima turnê. Isso a levaria a um nível totalmente diferente. Ela nem pode se permitir ficar pensando nisso.

Ainda assim, não era de se pensar que ela ficaria *tão* intimidada por essas mulheres e ainda ouviria ecos das críticas insultuosas da mãe, dizendo que ela é imbecil e sem valor, a cada vez que tenta abrir a boca para participar da conversa. Pena que essa voz ainda é tão alta.

— Eu simplesmente detesto a posição de pombo — diz Becky. — Sabe o que me lembra? De deitar nessas camas de abrir bem baratas — sabe, daquelas que você sente o ferro no meio da barriga?

Imani cai na gargalhada.

— Quando foi a última vez que você esteve numa cama dessas, meu bem?

— Para sua informação, eu tive um namorado na faculdade que morava numa república e dormia num sofá-cama, na sala. Eu deveria ter casado com ele.

— Parece romântico — diz Stephanie.

— Sei — diz Imani. — Agora, vamos falar do que você estava fazendo de bruços.

Graciela quer dizer: *Talvez ela tivesse acabado de fazer escova no cabelo.* Não seria um comentário brilhante, mas, ao menos, seria *algo*. Mas e se parecesse uma tolice, como soa para ela? E se ninguém risse? Se Daryl estivesse ali, ela ao menos teria companhia em seu silêncio, pois ele raramente fala durante esse tipo de conversa. A insegurança compartilhada pelos dois é um laço.

— Eu também costumava me sentir assim com a posição pombo — diz Stephanie, e Graciela perde o momento para o comentário. — Depois comecei a fingir que estava deitada com um travesseiro confortável embaixo do peito.

— Ai, Deus — diz Becky. — Se eu começasse a imaginar minha coxa como um "travesseiro confortável", eu provavelmente teria um ataque de pânico.

Graciela está esperando pelo dia em que caia a ficha de seu sucesso do último mês, fazendo-a acreditar que merece ser amiga dessas mulheres, não uma mascote (*como una animala*). Obviamente, ela terá que esperar um pouquinho mais.

Não faz muito tempo, Graciela poderia contar com Stephanie para apoiá-la numa situação como essa, mas por Imani estar tão empolgada com o roteiro de Stephanie, Graciela se sente deslocada ali também.

— Já que Lee tocou no assunto — Imani diz —, que pose faz vocês terem medo de soltar pum?

— *Halasana* — responde Stephanie. — Toda vez.

— Burrito-*asana* — diz Becky. — Principalmente com creme azedo.

— Certo — diz Imani. — Sua magricelinha, o que é que você sabe sobre *creme azedo*?

— Ei, gringas — retruca Graciela —, e o que vocês sabem de burritos?

Para seu imenso alívio, todas riem. Seu telefone começa a tocar e ela levanta da mesa para atender. É Katherine, com a voz baixa e hesitante, como se estivesse chateada.

— Você ainda está em Silver Lake? — ela pergunta.

— Ainda estou aqui, no Crème — diz Graciela. — O que houve?

Há um longo silêncio do outro lado da linha, depois Katherine diz:

— Detesto tirá-la daí, mas, quando você terminar, se importaria em me dar uma carona até em casa?

É um alívio ter uma desculpa para deixar o café e suas amigas incríveis, principalmente depois que ela conseguiu dizer *algo* antes de ir embora.

— Já chego aí — diz ela a Katherine. Ela volta à mesa, pega a mochila e o colchonete de ioga e se desculpa por ter que ir.

— Katherine precisa de uma carona para casa — explica. Ela dá umas goladas no restante de seu chá gelado. — Foi muito legal conhecer você — ela diz para Becky. — Sei que é meio cafona dizer, mas sou uma grande fã.

Becky faz um daqueles biquinhos que são sua marca registrada, uma expressão que Graciela já viu dúzias de vezes na TV e no cinema.

— Não tivemos chance de conversar — ela fala sinceramente.

Graciela sente que está ficando vermelha, como se fosse uma criança elogiada por uma realização insignificante.

— Imani me disse que você está no clipe da Beyoncé — prossegue Becky. — Eu morro de curiosidade de saber como ela é.

— Deixe-a ir — diz Imani. — Ela pode lhe dizer na próxima vez. Ou você pode me perguntar.

Conforme Graciela vai para o carro, ela percebe que, enquanto estava se sentindo intimidada por Becky, Becky estava doida para lhe perguntar sobre *suas* experiências. Quem poderia imaginar? Talvez Becky estivesse se sentindo ligeiramente intimidada por ela.

Katherine está sentada num banco, um pouco depois do estúdio. Ela está com aquele alegre vestidinho amarelo e acena sorrindo para Graciela, mas, quando entra no carro, Graciela logo vê que algo está errado.

— Tudo bem? — pergunta Graciela.

— Iam me dar uma carona pra casa, mas não rolou. Eu poderia ir a pé, mas estou meio cansada depois da aula e levaria quase uma hora.

Graciela vê que não é nada disso, mas imagina que seja melhor não forçar. Tão aborrecida, como todo mundo, pelo fechamento do estúdio, Katherine tem motivos para estar mais preocupada. Seu negócio é ali, e ela é quem conhece Lee há mais tempo.

Ela dirige colina acima, lentamente, observando o bairro ficar cada vez mais quieto e bonito conforme elas prosseguem. Katherine uma vez mencionou que morava num lugar legal, mas Graciela não imaginava que fosse tão magnífico e exclusivo. Quanto será que ganham os massagistas?

— É essa — diz Katherine, apontando para um lindo bangalô meio escondido na buganvília roxa.

— Nossa — é o que Graciela consegue dizer. Há algo incrivelmente romântico na casa, ainda por cima sabendo que Katherine mora ali sozinha. Por que será, pensa Graciela, que ser solteiro parece tão atraente para ela ultimamente? Ela sabe muito bem que, se estivesse só, se sentiria miseravelmente solitária e passaria metade do tempo procurando um namorado.

— Ninguém consegue acreditar que eu moro aqui. Faz mais sentido se você souber que podem me mandar embora a qualquer momento. São os termos do meu contrato de locação. E do jeito que as coisas vão, eu provavelmente serei.

— Está tendo um dia ruim? — pergunta Graciela.

— Pode-se dizer isso.

— Deve ser difícil para você, com o estúdio fechando. Você acha que a Lee realmente está tomando a decisão errada?

Katherine parece pensar novamente, não por estar incerta de sua opinião, mas como se não tivesse certeza se deveria dizer.

— Acho que ela está tomando a decisão pelos motivos errados.

— Alan? — pergunta Graciela, meio surpresa por ter dito isso. Esse assunto do Alan é algo em que ela não queria tocar. Mas simplesmente saiu.

Katherine sacode a cabeça e ri de um jeito triste.

— É sempre o pessoal quieto e tímido que sabe tudo. O que acha do Alan?

Graciela percebe, assim que ouve a pergunta de Katherine, que ela estava aguardando que alguém lhe perguntasse isso. Ela não passa muito tempo perto de Alan, mas quando esteve notou algo familiar em seu comportamento, um tipo de confiança pomposa que não é nem de longe convincente. Ela já o ouviu se gabar de suas qualidades quando alguém elogia o modo de Lee lecionar, mesmo quando isso nada tem a ver com a conversa. Já viu isso em Daryl e sempre tentou inventar desculpas para o comportamento. Observar Alan a fez perceber o quanto parece desesperador e também doloroso para Lee. Ainda assim, ela não está pronta para dizer tudo que acredita.

— Acho que é bom que eles estejam reatando, se é o que Lee quer. Se fosse comigo, eu não confiaria nele, só isso.

Katherine a olha, depois diz, baixinho:

— Não me diga que ele deu em cima de você.

— Não é isso. Quer dizer, ele faz uns comentariozinhos quando nos vemos, mas eu simplesmente o ignoro.

— Desculpe dizer, mas com esse rosto e com esse corpo, você deve ouvir um bocado de "comentariozinhos" — diz Katherine.

— Nunca ouvi de Conor — diz Graciela. Outra afirmação que simplesmente saiu sem que ela tivesse a intenção de dizer.

Katherine olha pelo para-brisa, depois abre a porta do passageiro.

— Espere — diz Graciela. — O que aconteceu com Conor? Ele é louco por você. Você sabe disso.

Katherine deixa a porta aberta, mas cai de encontro ao encosto do banco.

— Conor não é "louco" por nada. Ele é uma das pessoas mais sãs que já conheci. Tem medo de se magoar. Eu tenho medo de magoá-lo.

— Mesmo? E não tem nada a ver com você ter medo de *se* magoar?

Katherine lança um olhar cansado.

— Eu até a convidaria para entrar, mas está uma bagunça e não tem Coca Diet.

Não sou a pessoa mais normal do mundo, pensa Graciela, *nem a mais brilhante, nem a mais realizada. Mas não sou uma* animala *e, se pudesse dizer a Becky Antrim algo que ela não sabe sobre a maior celebridade do mundo, diria a Katherine que ela está agindo como uma idiota.* Ela começa a fechar todas as janelas do carro.

— Não ligo para a bagunça — diz Graciela. Ela solta o cinto de segurança. — E não bebo Coca Diet. Você e eu precisamos conversar. Você vai me convidar para entrar e me contar a história toda.

Dito isso, Graciela sai do carro e se apressa pelo caminho em direção à casa de Katherine. Quando não ouve passos atrás dela, ela vira e olha em volta.

— Katherine, eu disse venha. Não aceito não como resposta e não desisto facilmente. Como acha que consegui aquela vaga no clipe?

— Você não acha que Katherine tem razão sobre a YogaHappens, acha?

— O quê? Que eles sejam o império do mal? Caramba, Lee. Olhe para o dinheiro que estão nos oferecendo.

— Mas talvez seja uma armadilha — diz Lee. — Nós fechamos o estúdio e...

— Meu bem — ele diz. — Isso é paranoia. É fantasia de drogado hippie. Katherine diria qualquer coisa para mantê-la aqui. Você não pode acreditar nela.

O telefone do estúdio toca e ele vai até a recepção atender. Quando volta à sala de ioga, seu rosto está vermelho.

— Algo errado?

— Era a secretária particular de Zhannette e Frank. Você não vai acreditar nisso.

Eles estão cancelando nosso contrato, pensa Lee, com mais alívio que tristeza.

— Fomos convidados para ir à casa deles, em Laurel Canyon, na semana que vem. Para um drinque.

Lee não é tola de demonstrar desapontamento.

— Ora, bem, legal. Deve ser interessante.

— Legal? Interessante? Você está brincando comigo? Essa gente é tão reclusa que nem Dave e Chuck os conhecem. Isso é incrível. É demais.

— Acho melhor eu não ir de camiseta, né?

Billie, vizinha de Stephanie, tem três filhas — Danni, Frankie e Bobbie. As duas mais velhas se mudaram do estado, mas Bobbie mora perto, em São Francisco. Mesmo assim, ela, como as outras, parece nunca visitá-la. No começo da semana, alguém do estúdio de ioga que Billie frequenta ligou para Stephanie (Billie deu seu nome como contato de emergência) para dizer que Billie tem desmaiado constantemente nas aulas intensivas. Estão preocupados que ela esteja ficando severamente desidratada e corra o risco de sofrer um ataque cardíaco. Antes de tentarem algum tipo de intervenção legal, o estúdio espera que algum membro da família possa impedi-la de fazer as aulas.

Stephanie foi falar com Billie, mas isso provou ser inútil, então ela deu um jeito de roubar o número de Bobbie e ligou. Bobbie foi surpreendentemente agradável ao telefone (Stephanie imaginava que todas as filhas tivessem uma rixa com a mãe; de que outra forma explicar o fato de nunca virem visitá-la?) e, ainda mais espantoso, ela apareceu em L.A. alguns dias depois.

Quando bateu à porta de Stephanie para agradecê-la por ligar, por ajudar, por estar por perto para sua mãe, ela estava vestindo um *jeans* e uma camiseta masculina sem mangas. Dado o traje andrógeno, o porte forte e esguio, o corte de cabelos curtos e o fato de que Billie lhe dissera que a filha caçula era encanadora, Stephanie estava esperando alguém relativamente... agressiva? Pelo contrário, Bobbie — "se não se importa, prefiro Roberta" — é uma mulher de fala mansa, com trinta e tantos anos, magníficos olhos azuis e um jeito muito atraente. Quando Stephanie a convidou para entrar, ela viu que Roberta tinha a vulnerabilidade inesperada que notou em muitas das (por que não dizer?) sapatões que conheceu. Talvez todos estejam encenando um tipo. Roberta (embora "Bobbie" combine mais com ela) se sentou de frente para Stephanie, com as pernas abertas e as mãos pendendo no meio dos joelhos e despejou as preocupações com a mãe, principalmente devido à sua teimosia. Caso Stephanie esteja se perguntando por que ela e as irmãs nunca aparecem, é porque Billie as proibiu de vir — não quer que as pessoas saibam que ela tem filhas tão velhas.

— Vamos combinar — disse Roberta, beirando as lágrimas —, ela está à beira de algum tipo de demência. Estou tentando fazê-la se mudar para São Francisco comigo. Minha namorada, a cadela, acabou de se mudar, portanto tenho espaço. Mas você pode imaginar como foi isso com a Billie.

Quando Stephanie perguntou se ela queria comer um sanduíche, Roberta disse que tudo bem, mas só se ela a deixasse pagar. É o mínimo que podia fazer.

Elas vão a um lugar simples e caseiro na Melrose, que dá para ir a pé do apartamento de Stephanie, onde ela escreveu boa parte de seu roteiro para *Above the Las Vegas sands*. O garçonzinho ríspido que geralmente a trata como turista até que é civilizado com ela. Talvez ele esteja intimidado pelo bíceps de Roberta, que é bem mais definido que o seu.

— Como são os hambúrgueres daqui? — Roberta pergunta a Stephanie, estudando o cardápio.

— Bem, para ser honesta — diz Stephanie —, eu virei vegetariana há um ano, e esse lugar só abriu há oito meses.

— Repito, como são os hambúrgueres?

Tá bom.

— Incríveis — responde Stephanie. — Principalmente o que tem recheio de cebola.

Só depois de Roberta pedir o *cheeseburguer*, Stephanie percebe que não usa seu mantra anti-Preston há semanas. Não precisou. Não que ela tenha deixado de pensar no ex, é que, desde que parou de beber, desde que começou a escrever o roteiro para Sybille, ela não sentiu mais o mesmo desespero em relação a ele, o desejo de se vingar, tudo aquilo. Estar feliz com ela mesma realmente é a melhor vingança, só que ela não pensa nisso dessa forma. É simplesmente bom voltar a ter o controle de sua vida. Nada disso tem a ver com Preston.

— É engraçado — diz Stephanie. — Eu costumava entoar a palavra "*cheeseburguer*" como um mantra sempre que pensava em meu ex-namorado. De certa forma, isso me ajudou a superá-lo.

— Toda vez que penso em minha ex, eu também entoo algo, mas não está funcionando. Talvez eu precise de um novo mantra.

— Qual é?

— Puta. — Roberta dá de ombros. — Ela me deixou por uma patinadora de vinte anos.

— Eu não sabia que havia patinadoras lésbicas — diz Stephanie, depois receia ter sido ofensiva.

— Bem, ela não é muito lésbica, se quer saber. Ela estará com um homem em seis meses. Pensando bem, também não é lá essas coisas como patinadora. O que aconteceu com o Sr. Cheeseburguer?

— Eu nunca soube realmente, o que foi bem doloroso. Ficamos juntos por três anos. Ele disse que eu era fria, dispersa.

— Detesto quando acham que pode culpar você por partirem, em vez de assumirem o fato de que são infiéis e promíscuos.

Quando a salada verde de Stephanie chega e é colocada à sua frente, parece sem graça e nada apetitosa. Realmente não é o que ela quer comer. Roberta cai matando no *cheeseburguer* e faz um sinal de positivo com o polegar. Quando o garçom pergunta se pode trazer algo mais, Roberta limpa a boca e diz:

— Traga um hambúrguer de cebola para ela. Com queijo suíço.

Stephanie está prestes a contestar, mas tem uma súbita percepção de que ela gosta mais da ideia de ser vegetariana do que do fato em si. (Por que outro motivo ela veio aqui escondida, em momentos difíceis, e devorou os hambúrgueres?) Mas fica bem claro que não faz diferença para Roberta, e ela deixa pra lá.

— Pensei um pouco sobre sua mãe — ela diz. — Talvez, em vez de fazê-la parar de frequentar a ioga de vez, eu pudesse tentar levá-la a um tipo diferente de aula. Vou a uma, em Silver Lake, que é ótima, mas não é intensa. E a professora é incrivelmente sensível às particularidades físicas de todos. Ela tem um histórico em Medicina. Billie a conheceu.

Roberta abaixa o sanduíche.

— Algo errado?

— Na verdade, não. Por quê?

— Minha mãe diria que alguém acaba de pisar em sua cova.

— Eu lembrei que o estúdio onde pratico está para fechar, só isso. Vou sentir falta. Muita falta. — Também têm as circunstâncias em que Billie conheceu Lee, mas é melhor nem tocar nesse momento de infortúnio. Ela não tem como saber se Billie contou à filha sobre tudo aquilo (provavelmente não), embora Stephanie esteja bem certa que Roberta não a condenaria por isso.

— Mas deve continuar aberto por mais algumas semanas. Gostaria de nos acompanhar?

— Estou voltando para São Francisco em um ou dois dias. Além disso, a ideia de ver minha mãe colocar o pé atrás da cabeça é algo que prefiro não discutir almoçando. Talvez da próxima vez em que eu vier à cidade.

— Você vai voltar?

— Não faz sentido manter essa farsa por conta da idade e é muito duvidoso que ela vá me visitar. Estarei por aqui com mais frequência.

O garçom ríspido entrega o hambúrguer de Stephanie. Ela o segura no ar.

— Façamos um brinde — ela sugere. — Aos *cheeseburguers*.

Roberta bate seu sanduíche no dela.

— Aos *cheeseburguers* em toda parte.

Durante dias, Katherine ficou remoendo a conversa com Graciela. Assim que elas entraram em casa, Graciela começou fazer perguntas sobre o que realmente acontecera com Conor, os motivos e o que ela pretendia fazer a respeito. Foi quase engraçado vê-la tão insistente em obter respostas. Era como se ela estivesse interpretando um papel, como se fosse uma garotinha interrogando a mãe. Não era um papel que combinava perfeitamente com ela, talvez por isso Katherine se viu à vontade, contando todos os medos sobre seu passado e o que Conor acharia disso, depois forçando-se — embora fosse uma tortura — a descrever o que aconteceu com Phil, a série absurda e humilhante de acontecimentos.

Graciela a olhou em silêncio por alguns momentos inquietantes, então disse:

— Detesto ter de dizer isso, Kat, mas nem de longe você é a pessoa malvada e não confiável que parece acreditar ser. Você é uma das pessoas mais seguras e centradas que eu conheço. Olhe em volta. Quem vive nessa casa *não* está fora de controle, nem é maluco, nem está se autodestruindo. Escreva um *e-mail* pra ele. Conte o que aconteceu. Você nem precisa se desculpar. E me diga assim que fizer isso.

Katherine tentara fazer exatamente isso, inúmeras vezes, mas sempre esbarrava nos pedidos de desculpa, nos detalhes malucos.

Ela está deitada na cama, já é quase de manhã e dá pra ver o desabrochar mágico da luz no céu do lado de fora das janelas. O azul parece se intensificar, depois começa a ganhar tons mais claros. Ela adoraria parar o dia nesse instante, quando está silencioso e imóvel, fresco e cheio de possibilidades. Graciela estava certa. É claro. Ela não teme magoar Conor. Bem, não completamente. Está aterrorizada com a possibilidade de ser magoada, rejeitada ou abandonada por ele. Não que nunca tenha acontecido. Mas não é tão ruim quando você está saindo com um babaca e já *espera* que, pelo contexto, ele vai feri-la de alguma forma.

Mas quantas possibilidades o dia pode reservar se você não colocar a cabeça para fora? Se não estiver disposto a correr riscos, terá de se conformar com as coisas como elas são.

Ela sai da cama e vai até a sala de jantar. Senta diante do computador, um Mac pré-histórico, pesado, grande e com uma tela incomodamente pequena, que parece de outra era e combina bem com suas roupas e decoração vintage. Ela entra em posição de lótus sobre a cadeira e começa a digitar.

> Prezado Sr. Ross
>
> 1. Belo clima que tem feito, hein? 2. Minha bicicleta foi roubada na frente do estúdio de ioga. Buá. 3. Eu assisti a *Casablanca* na TV, outro dia, e chorei muito. 4. Há muitas coisas no meu passado que eu gostaria de mudar, mas não posso. Só estou tentando evitar cometer os mesmos erros novamente. 5. O sol está nascendo e há um brilho alaranjado no horizonte, e, para dizer a verdade, Sr. Ross, eu faria quase qualquer coisa para tê-lo aqui comigo agora.
>
> Brodski

Agora, agora, agora, antes de o sol subir e a luz invadir tudo. Ela aperta "enviar" e vai fazer café.

O Robusto e o Hidrante deixaram claro, de forma quase mal-educada, que é uma honra ser convidado para a casa de Zhannette e Frank, em Laurel Canyon. Depois de um tempo, Lee começou a sentir que os dois homens estavam loucamente invejosos de Lee e Alan — novatos indignos — pelo convite que receberam. *Geralmente não convidam* professores *para ir à casa deles. Nenhum dos* funcionários *recebe um convite pessoal.*

— Você está implicando por nada — diz Alan. — Provavelmente porque está supernervosa por conhecê-los.

Há algo no termo "supernervosa" que ofende Lee, principalmente já que está claro que Alan é quem está ansioso por causa do encontro. Ele passou meia hora tentando decidir o que vestir, tem coçado o pescoço sem parar e está ignorando o ruído que seu telefone faz quando recebe uma mensagem de texto, algo que tem acontecido a cada dez minutos desde que ele chegou em casa para pegar Lee e as crianças. Aparentemente, seu amigo Benjamin não ficou feliz quando Alan lhe disse que voltaria para casa, em duas semanas, sobretudo porque ele expulsou um de seus colegas para abrir espaço para Alan. Eles vão levar as crianças até o estúdio, deixá-las com Barrett e depois seguir até Laurel Canyon. Os meninos estão de cinto, no banco traseiro, com as janelas abertas, enquanto o ar-condicionado está ligado. Um desperdício e não muito ecológico, mas é um dos luxos que Lee se permite, de tempos em tempos, principalmente quando Alan está tão estressado assim.

— Apenas lembre, não importa o quanto sejam ricos e bem-sucedidos, são apenas pessoas.

— Não tava achando que fossem divindades — diz Lee.

— Poxa, Lee. Dá pra parar com a ironia por pelo menos uma hora? Eu sei que você está uma pilha de nervos, mas, por favor. Não tente me aborrecer também.

Lee quer corrigi-lo, frisando que não está uma "pilha de nervos", apenas "supernervosa", mas é melhor apenas mudar de assunto. O telefone toca. Outra mensagem de texto.

— Quantas mensagens ele está mandando? — pergunta Lee.

— Ele está maluco. Eu avisei que seria temporário. Nunca deixei *subentendido* a ele, ou a *ninguém*, que estávamos nos divorciando. As pessoas são tão caretas, porra. Como se tirar um tempinho para respirar significasse grande coisa.

Há algo perturbador nesse comentário, mas Lee deixa pra lá. *Deixa pra lá, deixa pra lá. Apenas siga em frente.*

— Meninos, você estão contentes em irem para a aula? — ela pergunta.

Isso faz com que Michael e Marcus comecem seu novo passatempo predileto: uma competição para ver quem entoa "*om*" mais alto. Pode ser irritante, mas é bonitinho também, e certamente é bem melhor que os empurrões e tapas que trocavam antes de começarem a ioga. Quando eles chegam a um volume intolerável, Lee se junta a eles, como se estivessem todos cantando juntos, então Alan acrescenta seu baixo. *Certo,* ela pensa, *nada é perfeito. Mas, em momentos como esse, ao menos somos uma família feliz.* Se ela tem que fechar o estúdio por isso, que seja. No fim, isso é mais importante.

Quando eles estão para entrar no estúdio, Lee pega na mão de Alan e o beija.

— Eu não fico uma pilha de nervos quando você está perto.

Ele recosta o ombro no dela e diz:

— Então me empresta um pouco dessa calma. Estou tenso.

Barrett está sentada atrás do balcão de inscrições, rabiscando algo num pedaço de papel com uma das mãos e, com a outra, fazendo algo em seu BlackBerry. Como todo mundo, ela tem andando meio rabugenta e pouco comunicativa; na verdade, Lee não pode condená-la. Ela já esperava que isso acontecesse quando a notícia se espalhasse. Lee tem feito o máximo para encontrar colocações para todos e, na noite anterior, ela mandou um *e-mail* para Barrett, dizendo a ela que parecia 90% certo que uma escola a contrataria para ensinar ioga às crianças, três vezes por semana, como parte das aulas de educação física. Foi ligeiramente chocante o fato de ela não ter respondido. Ela nem ergue os olhos quando eles entram no estúdio.

As crianças entram correndo atrás do balcão, e Alan, com o iPhone na mão, passa direto pelas portas de vidro, entrando na sala de ioga.

— Pronta para o caos? — pergunta Lee, olhando em direção às crianças.

Barrett sacode os ombros.

— Tanto faz.

— Você recebeu o *e-mail* que eu mandei ontem à noite?

— Sim, recebi. Obrigada.

— Sabe, eu me empenhei muito para que isso acontecesse, Barrett. Não foi fácil. Será ótimo para a escola toda, mas também será algo bom para você.

— Eu acabei de *dizer* obrigada.

— Eu sei que disse, mas talvez soasse mais sincero se você me olhasse ao dizer.

Agora o telefone de Barrett também está fazendo barulhinhos. Alguém deveria analisar psicologicamente os toques e sinais de celulares mais irritantes do mundo e como as pessoas os escolhem. Barrett checa sua mensagem, depois olha para Lee, nos olhos.

— Obrigada — ela diz, então pega o bloco de papel onde estava escrevendo e sai batendo os pés até a calçada.

— Alerta de humor! Alerta de humor! — entoam Michael e Marcus, ecoando uma frase que Lee e Alan usam em casa há anos.

Lee entra atrás do balcão para olhar o computador. Lá vem aquele toque novamente! Será que ela está ouvindo coisas? Não, Barrett saiu sem o telefone, que ficou em cima da mesa, piscando. Lee o move até a ponta da mesa e vê que é um alerta de mensagem de texto.

De Alan.

Interessante.

A casa de Zhannette e Frank é um daqueles milagres da arquitetura moderna, pendurada na encosta da montanha, em Laurel Canyon. Da rua, ela parece uma caixa de vidro, fina demais para ficar de pé. Obviamente, uma ilusão de ótica. Mesmo de baixo, e mesmo com outras casas ao redor, ela passa a sensação de paz e equilíbrio, duas coisas de que Lee necessita agora.

Alan falou bastante no caminho sobre as mudanças que ele quer fazer na casa *deles* — basicamente: instalar uma academia no porão, um investimento na carreira, já que ele está planejando começar a fazer testes para apresentações de forma mais ativa e intensa quando eles se livrarem do mico de Edendale e depois de entrar um pouquinho mais de dinheiro na conta conjunta. Ele não pareceu notar que ela não disse quase nada o caminho todo. Lee sentiu uma paz bem-vinda assim que entrou no carro com Alan e começou a remoer o que havia visto. E o que viu — *tudo* que viu — foi o BlackBerry de Barrett indicando que ela recebera uma mensagem de texto de Alan. Lee recebeu mensagens de texto de Barrett em inúmeras ocasiões, não foi? Não seria perigoso tirar conclusões precipitadas e fazer acusações? Sim, seria.

— Não é incrível? — diz Alan, olhando a casa, reverente.

— Eu precisaria ter cortinas — diz Lee.

— Eles provavelmente não têm nada a esconder.

— Todos têm algo a esconder, Alan.

Eles sobem os degraus e são recebidos por um homem magro de cabelos louros curtos. Pelo porte, Lee vê que ele é decididamente um fanático por ioga, pelo seu porte e por outras coisas, como o olhar excessivamente brilhante, sem piscar.

— Vocês devem ser Lee e Alan — ele diz, de mão estendida. — Sou James. Zhannette e Frank estão ansiosos para conhecê-los. Eles estão esperando.

— Estamos atrasados? — pergunta Alan.

James faz uma careta divertida.

— Estão sete minutos atrasados, Alan. Nada digno de menção. Nem pense nisso. Eles sabem que vocês não se atrasariam nem um minuto para as aulas.

— Culpa do trânsito — explica Alan.

James pousa a mão no braço de Alan e seu olhar fica ainda mais intenso.

— Nem pense nisso, está bem?

Lee fica ligeiramente reconfortada por não ter sido responsável por essa terrível gafe de sete minutos. Também há algo no tratamento que deixa claro, caso haja qualquer dúvida, que isso é uma reunião de negócios, não um encontro social. Quando foi que Lee chamou a atenção de algum convidado por estar sete minutos atrasado? Por estar atrasado e ponto?

A primeira coisa que Lee percebe dentro da casa é a temperatura. A mais perfeita que ela já sentiu. Deve haver um sofisticado sistema de controle ali dentro que regula a temperatura e umidade. Talvez até o aroma. Há uma fragrância no ar, como rosas, porém mais leve. E sons suaves, algo entre sininhos e o canto distante de pássaros. Mesmo em sua postura mental nada impressionável, Lee se sente mais calma e tranquilizada pela atmosfera.

A casa está tão limpa, com o chão de madeira e mármore brilhando, e tão minuciosamente mobiliada que fica difícil acreditar que alguém more ali. Olhando de dentro, fica claro que o jardim foi cuidadosamente plantado, de forma que não há necessidade de cortinas. Dá uma ligeira impressão de uma estufa, mas tem uma fluidez que torna difícil dizer se você está dentro ou fora.

A sala de estar é proeminente na parte de trás da casa, como o convés traseiro de um navio, e, sentados ao fundo, com o céu branco por trás, estão Zhannette e Frank. Estão em cadeiras invisíveis, que devem ser feitas de acrílico, portanto, parecem flutuar na sala, que também parece flutuante.

Eles levantam ao mesmo tempo e se aproximam para cumprimentar Lee e Alan. Devido ao contexto, à reputação, à casa, aos nomes, ao cheiro de rosas no ar, Lee estava esperando dois pequenos gurus de robes. Que surpresa ver que Frank é um homem de aparência perfeitamente comum, provavelmente com cinquenta e tantos anos, vestindo um *jeans* e um suéter em decote V, sem nada por baixo. No peito, há um pouco de pelos grisalhos espetados para fora da blusa. Uma barriguinha aparece por cima do cinto apertado.

Zhannette é uma daquelas mulheres muito bem apessoadas, que aparenta ter cada centímetro do corpo bem cuidado por tratamentos caros — cabelos sedosos, linda pele, unhas perfeitas. Mas há algo em suas feições, no formato do rosto e corpo — ligeiramente rechonchudo — que sugere que ela não nasceu nessa fortuna. Ela deve ter uns cinquenta anos, mas quem pode saber? Ela está de *jeans* e uma camisa branca que parece ser uma daquelas imitações de camisas sociais masculinas de seiscentos dólares. Tudo nela dá a impressão de limpeza, e se nota que ela está coberta por uma fina camada de um hidratante caro e levemente perfumado.

Ela une as mãos como em prece e faz uma rápida reverência a Alan e Lee, como se esse fosse o cumprimento que esperavam. Na verdade, um aperto de mão estaria ótimo.

— Você tem uma bela aura — ela diz a Lee. — Ela irradia ao seu redor, como uma estrela noturna brilhante, no céu noturno e limpo do norte.

Lee imagina que deveria dizer obrigada, mas a finalidade do comentário parece ser para mostrar as habilidades de Zhannette, não elogiar Lee.

— Estava quente no carro — brinca Lee. — Provavelmente é isso.

— Ela não é adorável, Frank? Temos muita sorte de tê-la a bordo. Vocês dois. James trará drinques num minuto. Sentem.

Há quatro cadeiras acrílicas idênticas; quando Alan vai sentar numa delas, Frank diz:

— Essa é minha.

— Ah, desculpe.

Frank é um daqueles homens de negócios preocupados que parecem ter ao menos uma dúzia de coisas que preferia estar fazendo a estar ali, e que vê essa reunião como uma obrigação, ou com o negócio, ou para manter a esposa feliz. Apesar disso, algo na aparência de Zhannette sugere a Lee que os antidepressivos fazem o truque da felicidade com bastante eficiência.

— Faz tanto tempo que estamos esperando para conhecê-los — diz Zhannette. — Assim que ouvimos falar sobre seu estúdio, eu disse a Frank: "Precisamos ter essa gente maravilhosa". Eu queria que soubessem que, enquanto vocês provavelmente se sentiam como trabalhadores de uma mina, foram notados, e as pessoas, como nós, sabiam de sua existência! Quero saber tudo sobre você, Lee. Tudo. Mas, primeiro, vocês provavelmente devem estar se perguntando como ingressamos na indústria da espiritualidade. Quer contar a eles, Frank?

Ele cruza os braços sobre a barriguinha. Esse é provavelmente um sinal que diz *Você diz a eles*, portanto Zhannette prossegue.

— Há uns dez anos, tudo se encaixou para nós, Lee. Eu não vou entediá-la com os detalhes, mas digamos que subitamente estávamos dentre as pessoas mais admiradas dessa cidade. Você tem ideia do quanto é difícil quando o dinheiro e o sucesso arremessam alguém rumo à estratosfera? Imagino que não saiba como é ser abastado, Alan, convidado para todas as festas de primeiro escalão e partir de jato para Marrocos, para a festa de aniversário de alguém. Eu sei que isso soa maravilhoso para alguém como você, Lee, e tudo bem, não vou negar — em parte, *é* maravilhoso. Mas a verdade é sempre diferente do que vemos no verniz da superfície.

Ela enlaça as mãos e faz outra ligeira reverência, embora não fique claro para quem. Verdade? Verniz da superfície?

— Na época em que éramos apenas ricos, estávamos despreocupados. Mas quando você entra na categoria em que estamos agora, Lee, as obrigações e pressões se acumulam de forma exponencial. Pense nisso por um minuto, Alan: se você tivesse a capacidade de fazer *tudo* que quisesse, quantas decisões teria que tomar a cada minuto? Dúzias? Que tal centenas, Alan. Pense nisso. Mas sabe de uma coisa, Lee? Eu sempre enfrentei a adversidade de frente. *Nunca* deixei que uma crise me atropelasse. Tantos megarricos são varridos pelas dificuldades de suas posições, da mesma forma que aquela gente infeliz foi tragada pelo mar, pelo tsunami.

James chega com uma bandeja de vidro com suco e potes transparentes com frutas coloridas dentro. Ele a coloca sobre a mesa de vidro, ao lado de Zhannette, mas ela não se manifesta, nem James. Uma pena, já que Lee está morrendo de sede e quase não teve tempo para almoçar.

— Então, eu comecei a meditar. E desde o minuto em que entrei pela primeira vez em estado profundo de meditação — e eu tinha muito talento pra isso —, eu vi o caminho à minha frente. Posso lhe dizer como a vejo, Lee? Não quero constrangê-la — eu sei o quanto você é modesta, posso ver em sua bela aura —, mas sei que posso ser honesta com você. Você é uma obra de arte. Não, de verdade, você *é*. E você também é, Alan. — Ela estica o braço e pega as mãos dos dois.

— E, se pensar a respeito, sempre fica a cargo dos abastados adquirir arte, para que ela possa ser protegida e disponibilizada para todos. Então foi isso que comecei a fazer, Lee. Comecei a comprar as mais belas obras de arte do mundo. As coisas verdadeiramente *preciosas* do mundo. Coisas como *vocês*.

Ela solta as mãos deles e sinaliza para James, que, aparentemente, estivera ali, em algum lugar, observando. Ele surge, e Zhannette diz:

— Importa-se de levar isso, querido? Não estou com sede agora. *Namastê*. — Dito isso, a comida e a bebida desaparecem.

— Mas o que se *faz* com arte, Alan? Ah, não fique preocupado, eu não quero dizer você, quero dizer *outra pessoa*. O que faz com a arte *aquele* que pode pagar para adquiri-la? Bem, ou você a esconde, ou a coloca num museu. Então, é aí que entra a YogaHappens. Veja, os Centros de Experiência são museus. Por isso são tão deslumbrantes, Lee. São museus, Alan. E eu sei que pessoas como vocês provavelmente acha que temos muitas regras e regulamentos e coisas do tipo, mas, se pensarem a respeito, não é assim no Getty? No Prado? No Louvre? De que outra forma todas aquelas coisas adoráveis que abrigam, todos os objetos em exposição poderiam ser protegidos das pessoas para as quais estão ali? Sei que estou falando um bocado aqui, mas realmente quero que vocês saibam minhas razões. Algumas pessoas dizem, e ouvimos os boatos, Lee, que chegam aqui, em nossa casinha, e até lá embaixo, em Malibu, onde temos nossa casa de verdade, as pessoas dizem: "Ah, Zhannette e Frank estão pegando os melhores professores dos pequenos estúdios de ioga". Bem, em primeiro lugar, não estamos *pegando* ninguém, estamos *comprando* e, em segundo, se um Picasso inestimável como você, Lee, ou um croqui charmoso como você, Alan, estivessem largados no meio de uma loja de lixo velho, no meio do nada, não iam querer resgatá-los se isso estivesse a seu alcance? Não seria quase uma obrigação moral? Não estou certa, Frank?

Frank descruza os braços.

— Vamos subir a taxa da aula para 38 dólares no mês que vem — ele diz.

— Ele que é o homem de negócios, Lee. Eu não me envolvo nisso, e você também não precisará. Essa é a beleza da coisa. Entende o que quero dizer, Alan? Eu os *invejo* por estarem na posição em que se encontram. Não, de verdade, invejo. Como meus cachorros. Eu os olho e penso: Mas como são sortudos, não? A comida simplesmente aparece em suas vasilhas! A propósito, meu nome. Vamos apenas tirar isso do caminho, certo? Depois que me tornei budista, Lee, o nome Janet simplesmente não parecia certo para mim. Em Milwaukee, onde cresci, tudo bem, mas eu me sentia uma nova pessoa e queria um nome que combinasse comigo. Então, estava em Paris, e todas as mulherzinhas das casas de alta costura estavam dizendo senhora Janet isso, senhora Janet aquilo, mas, naturalmente, elas pronunciam "Zhannette". Você já esteve fora do país, Lee? Os franceses falam inglês lindamente, mesmo os camponeses. Portanto, eu abracei o nome e mudei a grafia. Eu realmente me *estendi* demais. Por favor. Você tem alguma pergunta, Alan? E quanto a você, Lee? Há algo que queira perguntar?

— Bem, na verdade, eu tenho uma pergunta — diz Lee. Ela se vira para Alan e questiona: — Você está trepando com a Barrett, não está?

— Como pôde fazer isso comigo? — pergunta Alan.

— Do que você está *falando*?

— Na frente de Zhannette e Frank! Você viu a cara deles? Ficaram tão constrangidos que não sabiam o que fazer.

— Estou *cagando* para o que Frank e a *Janet* pensam. Apenas ligue o carro, Alan. Ligue o carro e me leve para casa.

— Felizmente, ela tem jogo de cintura suficiente para fingir que você não disse nada.

— Felizmente, ela é tão patologicamente egocêntrica que nem teria notado se eu tivesse te empurrado por uma daquelas janelas, o que me deu vontade de fazer.

— Você está tirando conclusões precipitadas.

— Ligue o carro, Alan.

— Estou procurando a chave.

— Procure com mais afinco.

Há tantos zíperes e bolsinhos de velcro na calça de ioga de Alan que ele fica perdido, sem saber em quais já procurou. Lee se pergunta o que o designer tinha em mente: um bolso para cada moeda?

— E você não respondeu minha primeira pergunta — ela diz.

— Não vou me dignar a responder isso, Lee.

— Ah, vai, sim. E vai se dignar agora mesmo. — Durante muitos anos, Lee praticou serenidade e calma, respirando durante a raiva, soltando, relaxando, abrindo mão, liberando. Mas ela sente um ódio totalmente desconhecido ruminando por dentro, quase como se ela estivesse perdendo o controle de seus pensamentos e ações. É uma sensação física, tanto quanto qualquer outra, um formigamento nos braços, nas pernas e no couro cabeludo. — Caso tenha esquecido, eu perguntei: Você está trepando com a Barrett, não está?

— Não *dormi* com ela, Lee — ele diz, tirando as chaves de um bolso abaixo do joelho. — E também não estamos tendo um *caso*.

— Ai, meu Deus — diz Lee. — Ai, meu Deus! Em outras palavras, vocês têm feito sexo. — Ela dá um soco no botão do porta-luvas e quando não abre, ela revira a bolsa até encontrar as próprias chaves. — Ela é uma *criança*, Alan! Está no último ano da faculdade! — Lee abre o porta-luvas e revira até encontrar o maço de cigarros que escondeu ali, naquela noite em que Alan se mudou, meses atrás. Ela sabia que seriam úteis em algum momento. — E é babá de *nossos* filhos. Isso é tão... escroto e clichê.

— Que diabos você está fazendo?

— Estou acendendo um cigarro — diz Lee. — Não é óbvio? — O Marlboro treme em sua boca enquanto ela nervosamente tenta acender um fósforo. — E depois de acender, vou *fumar*. Até a porra do filtro.

— Você está maluca? E se Zhannette e Frank a virem?

— Você realmente acha que eu ligo pra eles? Acha que tenho *alguma intenção* de trabalhar para eles? Eles são horríveis. Ele é um absoluto porco corporativo e ela é tão imbecil que quase fiquei com pena, mas resisti. Ela acabou de se referir a nós como *cachorros*, Alan. O que está absolutamente preciso no seu caso, mas não pelas razões que ela pensa.

Alan acelera e vai se afastando da casa lentamente, olhando para cima, só para ter certeza de que ninguém os viu. Lee abaixa o vidro, bota a cabeça para fora e grita:

— *Estou fumando um cigarro aqui,* Janet! *Quer um trago?*

— Você está fora de si. Está cheia de hostilidade.

— E o que você chama de foder com a garota — *garota*, Alan, que trabalha para nós? Para *mim*?

— Foram só três ou quatro vezes.

— Ah, bom. Só isso? Só três ou quatro vezes? Nossa, então, nesse caso, não *conta*, né? Nesse caso, posso simplesmente *esquecer*. Nesse caso, posso deixá-lo voltar pra casa, para que a gente possa ser um casal feliz e trabalhar para os adestradores de animais. Au, au, meu bem. Você deveria ter me contado antes! Se eu soubesse que tinha sido só *três ou quatro* vezes, isso nem teria me *incomodado*, querido. Eu não teria *ligado*! E tenho certeza de que Barrett também não liga, liga? Ela não tem sentimentos, tem? Tenho certeza de que você não disse a ela que íamos nos *divorciar*, disse? Para que ela tirasse as calcinhas.

— Eu não *disse* isso. Se, de alguma forma, ela teve a ideia...

— Você é desprezível. Você é horrível. E sabe o que é quase o pior de tudo? Alguma ideia, Alan? Minha mãe sempre soube que você era um nojento, e eu não. Cega pelo amor ou pela estupidez, ou virtude, porque sou uma pessoa tão boa e *centrada* da porra. Portanto, agora não tenho apenas que reavaliar toda minha opinião a seu respeito, preciso começar a pensar *nela* como alguém que tem mais percepção e melhor julgamento do que eu. E eu *detesto* isso!

— Nós temos um contrato com a YogaHappens, Lee. Está assinado. É um negócio fechado. Você sabe o que isso significa, não sabe?

Lee está ficando ligeiramente sem ar, e a fumaça começa a deixá-la tonta e meio enjoada.

— Sei, sim, querido — ela diz, mais suavemente. — De fato, eu sei. — Lee atira pela janela o cigarro fumado pela metade. Se vai se comportar mal, tem mais é que jogar lixo na rua. Ela sacode todos os outros cigarros para fora do maço. — Isso significa que terei de arranjar um advogado muito, muito bom. E sabe de uma coisa? Stephanie, uma das minhas alunas mais dedicadas, por acaso conhece um. E enquanto ele estiver rompendo aquele contratinho, vou fazer com que me providencie um divórcio incrível.

Ela esfrega as mãos uma na outra, até ficar com um punhado de tabaco e esfrega tudo no rosto de Alan.

— Então, coloque isso em seu cachimbo e fume.

Em vários aspectos, Graciela está aliviada que as filmagens estejam concluídas, mesmo tendo sido, sem dúvida, a maior diversão que ela já viveu. Em toda sua vida. E não apenas a maior diversão, mas o momento mais desafiador e mais recompensador também. Porém, ao mesmo tempo, no dia a dia, foi exaustivo de um jeito que ela nunca tinha vivenciado. Deixou-a esgotada fisicamente e a pressionou emocionalmente. Houve momentos em que ela achou que fosse pifar. Começou a fazer, literalmente, algumas séries durante o sono, revirando-se na cama, sacudindo os braços e pernas, ao som de uma trilha sonora que só ela podia ouvir. Muitas vezes, ela acordou Daryl no meio da noite. E ficava impressionada com sua doçura e a forma como lhe apoiava em tudo durante o tempo todo em que ela fazia o trabalho, desde os ensaios. Às vezes, ela via um lampejo de raiva ou ressentimento nele, mas o importante é que ele se segurou. Vários dias ao longo das semanas em que estava nas filmagens, ela chegava em casa e ele havia preparado o jantar e tinha aberto uma garrafa de vinho. Ele lhe fazia massagem e servia sua refeição. Houve um momento, há vários meses, quando ela achou que talvez tivesse que ir embora. Mas, subitamente, tudo entrou nos trilhos.

Por um tempo.

Conforme dirige até Edendale, para a aula de Lee, a primeira em comemoração pela reabertura do estúdio, ela tenta relacionar todos os fatos. Ontem, ela recebeu uma ligação dizendo que o editor estava apaixonado por seu trabalho e que todos estavam falando do quanto o clipe estava ficando bom. Muito melhor do que todos esperavam. Será que ela tem alguma ideia de como ficou incrível de espartilho prateado? De como ficam seus cabelos quando estão sob as luzes e o megaventilador? O próximo "Single Ladies", é o que estão falando do vídeo.

Ela não vai ficar toda esperançosa quanto a isso, mas se pelo menos for um décimo tão bom e ela tiver um quinto daquela popularidade, isso irá transformar sua carreira. E ela sabe, devido à expectativa da maioria das carreiras de dançarinas, que terá de absorver e aproveitar tudo de uma vez.

O coreógrafo ligou ontem e falou sem parar do clipe, depois, casualmente (*casualmente!*) disse que eles entrariam em contato com seu agente para oficialmente oferecer-lhe um emprego como uma das dançarinas da próxima turnê de Beyoncé. Uns dez minutos depois de desligar o telefone, seu agente ligou. O dinheiro, comparado ao que ela estava ganhando, é inacreditável, e a visibilidade, mais do que ela jamais achou possível. Naturalmente, as dançarinas ficarão ao fundo, somente para dar apoio a Beyoncé, mas, entre isso e o clipe, bem, subitamente o agente de Graciela, que sempre a tratou com um entusiasmo morno, da forma como se trata um aluno promissor, parece muito empolgado, falando de "jogar duro" e chamando-a de "meu bem".

— Não ligo para jogar duro — disse Graciela. — Só quero ter certeza de que terei um contrato!

Com um contrato e um salário estável pela turnê, ela poderia levar Daryl para uma viagem de férias, de verdade, algo que eles nunca fizeram durante todo o tempo em que estão juntos. Talvez o Havaí. E ela poderia pagar alguém para limpar a casa da mãe algumas vezes por mês. Um jeito de ajudá-la que não envolve arriscar sua própria saúde mental. E também tem as persianas para as janelas.

Foi ela quem preparou um jantar especial para Daryl na noite anterior — uma receita complicada que sua mãe lhe ensinara. Ela comprou todos os ingredientes e cozinhou a tarde inteira, além de deixar o apartamento lindo. Tinha flores na mesa. Ela contou a Daryl sobre a turnê durante o jantar. A primeira coisa que ele disse foi:

— Quanto tempo você vai ficar longe?

— Não sei — ela respondeu. — Não soube de todos os detalhes. Mas eles disseram que haverá intervalos entre algumas datas. Não vou ficar fora seis meses seguidos. Além disso, você pode vir ficar comigo um pouco.

— Acho que agora você realmente está num nível diferente, não é? Você ainda vai me amar? Ainda será minha?

— Sempre — ela sussurrou.

Então, ele a pegou nos braços e a carregou até a cama. Quando fez amor com ela, tudo começou suave e carinhoso, e ela até achou que havia lágrimas nos olhos de Daryl.

— Você vai continuar sendo minha? — ele sussurrava novamente em seu ouvido.

— Sim — ela sussurrava de volta.

— Vai mesmo? — ele insistiu novamente.

— Sim — ela disse, um pouquinho mais alto.

Mas ele continuou perguntando, não como se não tivesse ouvido a resposta, mas como se não acreditasse. Como se ela estivesse mentindo e ele a tivesse flagrado. Havia algo tão intenso no que ele estava fazendo que, no início, ela achou incrivelmente excitante. Ele estava se apoderando dela, e aquilo parecia tão apaixonado, mais do que ele fora em muito tempo. Porém, conforme continuava, se transformou em outra coisa. Foi como se o desespero tivesse entrado no sexo, como se ele a estivesse punindo por algo que ela fizera, não fazendo amor com ela. Ela tentou fingir que estava gostando, fingir que estava tudo bem, embora soubesse que não estava, embora ele a estivesse machucando.

Quando terminou, ele virou para seu lado da cama, se encolheu numa bola e começou a chorar.

— Desculpe — ele disse, repetidamente, até que foi ela quem finalmente acabou por confortá-lo, desculpando-se, embora não tivesse certeza do quê.

Ela encosta o carro em Edendale e tenta estacionar direito. Vai trabalhar quaisquer maus sentimentos e dúvidas na ioga. Isso sempre a ajuda a limpar sua mente. Uma hora dessas, ela terá de confrontar alguns fatos de seu relacionamento, tomar algumas decisões, mas, por hora, é disso que ela precisa. Algumas saudações ao sol, noventa minutos de meditação em movimento. Isso terá de ser o suficiente no momento.

Imani está dirigindo para a aula de Lee quando seu telefone toca. Ela ouve calmamente, diz obrigada e desliga. Seu primeiro instinto é manobrar o carro e voltar para casa. Glenn passa a maior parte do dia em cirurgia, mas às vezes ela consegue falar com ele, se for uma emergência. Quando ela sofreu o aborto espontâneo, ele fez o máximo para que ela acreditasse que era uma perda dele também e que ela o deixasse carregar parte do peso, que, se ela não tentasse absorver o golpe e a culpa sozinha, ficaria mais fácil lidar. À época, ela não conseguia ouvir, nem sequer compreender inteiramente o que isso significava. *Ela* que não foi capaz de manter o bebê até o fim.

Mas algo mudou nos últimos três meses e agora ela sabe o que ele quis dizer. Estava tão presa à sua própria dor e desespero que esqueceu que o bebê também era dele. Não vai cometer esse erro novamente.

Ela tenta encontrar um local para retornar, mas o tráfego está intenso, e ela é varrida por seu fluxo e não há nada que possa fazer, exceto seguir na direção para onde estava indo. *Talvez seja melhor*, ela pensa e se acomoda. Ela vai fazer a aula, então. A ioga tem sido seu consolo e ela pode contar com isso para acalmá-la agora. Mais do que qualquer coisa, ela precisa se acalmar. E, talvez, enquanto estiver deitada na *savasana*, pensará na melhor maneira de contar a Glenn. Na aula, ela achará as palavras certas e vai ensaiar a forma como as dirá. Mas, enquanto dirige, já começa a pensar nas frases:

Não quero me precipitar...

Não quero deixar nós dois malucos...

Quero ser realista quanto às chances...

Ela encosta o carro em Edendale e realmente é seu dia de sorte — tem uma vaga bem na frente!

Tenho algo pra te dizer, Glenn, e não quero que você...

Ela estica o braço ao banco traseiro e pega o colchonete de ioga. *Foda-se*, ela pensa. Sabe exatamente o que vai acontecer. Assim que vir Glenn, vai começar a gritar:

— É isso mesmo! Nós vamos ter um bebê!

O ruim de passar tanto tempo com Sybille é que Stephanie começou a ficar mal acostumada com os mimos. (O lado bom é todo o resto.) O carro com motorista, por exemplo. O que poderia ser desperdício maior, mais desnecessário, decadente e mimado? E *o que* poderia ser melhor? Stephanie ficou chocada quando Sybille concordou em ir à aula de Lee, mas Sybille explicou que está em L.A. para se divertir e, já que está começando a ficar entediada com seu instrutor particular de pilates, ela pode muito bem experimentar algo novo. Ela nem se importou quando Stephanie explicou que levaria sua vizinha idosa à aula.

— Eu devo um favor a ela — explicou Stephanie. — Algo que ela fez por mim, quando eu estava… na pior.

— Todos temos esses momentos — disse Sybille. — Até eu tenho noites sombrias na alma. Leve-a junto.

— A filha também está se tornando minha amiga. — Não é bem verdade, mas ela gostaria que fosse.

Então, ela dirige até a "casinha" em Los Feliz, depois Sybille, Stephanie e Billie entram no luxuoso carro de Sybille, que demonstra um desinteresse horrorizado na conversa de Billie.

— Elas me fizeram deixar o outro estúdio de ioga que eu frequentava, porque eu era boa demais. A Stephanie te contou? Todos os professores se sentiam ameaçados por mim.

— Tenho certeza.

— Isso acontece em todo lugar. Mas como esse é bem distante, imagino que eu não vá pisar no calo de ninguém. Aposto que você também é boa. Olhe essas pernas compridas e magras.

— Obrigada — diz Sybille. — Bem que podiam estar melhores.

— Não vai ficar toda musculosa, querida.

— Eu estava me referindo ao meu autobronzeador.

— As pessoas sempre me perguntam se eu fiz plástica — diz Billie. — Um elogio, não é? Não estou dizendo que não faria *nada*, só não deixo ninguém me tocar até fazer cinquenta anos. O que só vai acontecer daqui um bom tempo. Estamos chegando? Preciso de um pouco de meditação.

Quando Billie começa a roncar, Stephanie diz a Sybille que Lee é eternamente grata a ela pelas indicações de advogados. Ela não comenta diretamente sobre o fato de Sybille ter pagado a multa pela quebra do contrato com a YogaHappens. Cabe a Lee fazer isso, se quiser, e Sybille tem uns súbitos lampejos de modéstia que Stephanie percebe de vez em quando.

— Foi incrivelmente generoso de sua parte. Ainda não sei por que você quis se envolver.

— Número um, gosto muito de *você*. Você subestimou completamente o seu talento, suas habilidades e seu encanto, e isso é bem mais cativante do que superestimar. Fez com que eu quisesse ajudar sua amiga, já que obviamente significava muito para você. Número dois, esse tal de Frank era um empreiteiro de Las Vegas. De lá que vem o dinheiro. Depois de ter morado com um empreiteiro por todos aqueles anos do meu terrível casamento, eu sabia que seria fácil encontrar algo de errado com ele, esfregar em sua cara e fazê-lo recuar. Custou cerca de vinte horas de trabalho remunerado. Meus advogados têm bastante familiaridade com esse território. Como acha que consegui um acordo de divórcio tão bom? Principalmente quando era eu quem estava tendo um caso. — E, a propósito, eu fiquei surpresa pela revisão final do roteiro.

Stephanie estava esperando esse comentário e tinha uma resposta pronta.

— Não foi exatamente como discutimos — ela diz. — Espero que não tenha se importado.

— Não, foi brilhante. Você suavizou todos os meus exageros. E eu respeito o fato de você não ter me falado antes. Eu teria questionado. Conforme eu lia, percebi que, na verdade, me importo, sim, em fazer um bom filme — até mais que humilhar meu ex-marido.

— Ainda estamos considerando o início das filmagens para outubro? — pergunta Stephanie.

— Com certeza. Pelo que ouvi, nós devemos esperar alguns meses, possivelmente anos, de reveses e atrasos, mas sou extraordinariamente teimosa. Espero que a teimosia me conduza ao longo dessa aula de ioga.

— Não seja tola — diz Stephanie. — Pode fazer mais ou menos como quiser. Lee guia a turma, mas você fica livre para fazer o que quiser.

Sybille olha pela janela, como se estivesse assimilando isso.

— Nesse caso — ela diz —, talvez eu só deixe vocês duas aí e tente marcar uma massagem.

Katherine passou quase a noite toda acordada terminando o vestido de Lee. Deveria ser um presente de despedida, mas agora é um presente de boas-vindas. Não que Lee tenha ido a algum lugar. A própria Katherine é quem esteve afastada, ainda magoada pelo olhar que Lee lançou naquele dia no estúdio quando ela tentou alertá-la sobre os donos da YogaHappens. Ela carregou esse rancor pelo tempo que quis. Está na hora de se livrar desse fardo.

Ela põe o vestido e se olha no espelho. Está deslumbrante, mas, realmente, não é seu estilo. Vai precisar de alguns ajustes, mas ficará lindo em Lee. Ela vai precisar de umas roupas para sair agora que a amiga e Alan estão oficialmente separados. Talvez ela e Lee possam ir a umas baladas juntas.

Katherine mandou o *e-mail* do sol nascente para Conor há mais de três semanas. Nem sinal dele. Ela fica surpresa por ele não ter respondido, mas também compreende. Pelo menos ela parou de checar a caixa de entrada de hora em hora para ver se havia algo dele. Se não era pra ser, não era pra ser.

Ela tira o vestido e, usando um papel de seda, dobra-o cuidadosamente e o coloca numa caixa. Ela adora todos esses pequenos aparatos que, de certa forma, parecem tão ultrapassados — papel de seda, caixa com alça. Dará o presente a Lee depois da aula de hoje.

Ela coloca um vestido azul-claro, no qual fez uma pequena reforma uns dias atrás. Não é nada chique, mas é mais seu estilo.

Será um dia quente, e enquanto pega seu colchonete e a água para a aula, ela olha pela janela para as colinas e a cintilante represa. A quem está querendo enganar? Seria legal compartilhar essa vista, essa casa, com outra pessoa. Às vezes, ela tem um desejo profundo por isso. Mas consegue lidar com desejos profundos. Realmente consegue se virar sozinha.

Quando está trancando o cadeado da porta, ela ouve uma campainha vinda da rua, parecida com a de um caminhão de sorvete, algo que nunca viu em todo esse tempo que mora ali. A buganvília cresceu tanto que ela não consegue ver a rua direito. Realmente deveria podá-la. Ela ouve a campainha novamente, um pouco mais próxima dessa vez, e mais familiar. Quase igual à que tinha em sua...

Ela caminha até a calçada e olha para a rua; é quando o vê — Conor, pedalando colina acima, numa grande bicicleta holandesa, não rosa, mas verde, com um laço vermelho enorme no guidão. Ele está bufando de cansaço, sorrindo e acenando.

Não posso, pensa ela. *Estou indo tão bem. Isso simplesmente não vai dar certo e, no fim, todo mundo vai ficar magoado.*

— Brodski! — ele grita, arfando. — Sabe quanto tempo levei para arranjar essa bicicleta? Desculpe pela cor, mas a rosa levaria mais duas semanas. E eu achei que você não podia ficar a pé por tanto tempo.

Não, não, não, ela ouve em sua cabeça. Então, ela tira as sandálias, solta o que está carregando e sai correndo na direção dele, sentindo que seu coração vai explodir.

Lee estava torcendo por uma sala lotada, mas somente quinze pessoas apareceram para a aula. Talvez alguns de seus alunos ainda estejam zangados com ela, por anunciar que ia fechar o estúdio para depois dar meia-volta e dizer que não ia. Ou talvez tenham simplesmente perdido o hábito de vir durante as duas semanas que ela de fato fechou para viajar com as crianças e explicar tudo aos dois, da melhor maneira que pôde. A forma como a vida deles mudaria agora, como ela e Alan sempre seriam seus pais, sua verdadeira família, mesmo que morassem em lugares diferentes para sempre, não só por um tempinho, como ela havia dito antes. Para sempre. Essa foi dura de engolir, até para ela, porém, quanto mais rápido ela abrir mão do "talvez haja um chance...", mais rápido ela começará a sarar.

Na verdade, quinze não é um número ruim, e os outros voltarão, devagar. Os alunos com quem ela tem maior proximidade vieram para dar apoio. Ela coloca todos de barriga para cima, em *savasana*, de olhos fechados, e vai passando ao redor de cada um, com a mão em concha sobre seus olhos e tocando-lhes suavemente nas têmporas.

— Obrigada por estar aqui — ela sussurra para cada um, ofertando algo, mas também tentando absorver força deles.

Graciela estica o braço e agarra sua mão; um sorriso tremula nos lábios de Stephanie; e Imani cochicha de volta:

— Tenho uma coisa pra te contar depois da aula.

Seria perfeito se Katherine estivesse ali, mas ela entende que ela precisa de mais tempo. E lhe dará o tempo que ela precisar.

Lee vai até a frente da sala e senta em posição de lótus, com as mãos sobre os joelhos, os dedos tocando-os levemente, formando um *bhudi mudra* relaxado. Ela fecha os olhos e tenta respirar com a turma, mas sente um aperto no peito. Há tantos detalhes nos quais trabalhar, tantos nós para desatar. O que isso significará para as crianças? E como ela vai seguir adiante e enfrentar tudo sozinha? Ela sempre quis pensar em si mesma como uma pessoa forte e independente, porém, a verdade é que ela esteve ligada a alguém — embora fosse a pessoa errada — por tanto tempo que não tem certeza se conseguirá seguir adiante.

Ela pressiona um pouquinho mais os dedos e respira lentamente, da maneira mais estável e devagar que consegue. Instrui a turma a rolar para o lado, sentar e agradecer, depois abre os olhos.

A primeira coisa que vê é Katherine, em pé, no fundo da sala, segurando uma caixa de presente numa das mãos e a mão de Conor na outra. Ambos estão sorrindo, com as bochechas vermelhas, de um jeito inconfundível.

Há momentos na vida em que você compreende, com certeza, que independentemente do quão difícil seja o futuro imediato, você conseguirá enfrentá-lo. Talvez você não consiga passar por ele ileso, mas vai conseguir passar. Sua vida não está como você pensou que seria, mas você sabe que com certeza não está só. E olhando nos olhos gentis da amiga, Lee tem um desses momentos.

Tudo bem, ela pensa, *vamos começar*.

este livro foi composto
em Weiss para a Leya
em junho de 2011